Carl-Auer
Fachbücher für jede:n

Ring the bell
That still can ring
Forget your perfect offering
There is a crack in everything
That's how
The light gets in.

Leonard Cohen: Anthem

Alexander Korittko

DAS ELTERN BUCH

POSTTRAUMATISCHE BELASTUNG BEI KINDERN UND JUGENDLICHEN

ERKENNEN, VERSTEHEN, LÖSEN

Zweite Auflage, 2024

Reihe „Fachbücher für jede:n“
Reihengestaltung und Satz: Nicola Graf, Freinsheim
Umschlaggestaltung und Umschlaggrafik: Nicola Graf, www.nicola-graf.com
Redaktion: Veronika Licher
Printed in Germany
Druck und Bindung: CPI books GmbH, Leck

MIX
Papier | Fördert gute Waldnutzung
FSC® C083411
www.fsc.org

CPI klimaneutral
Mehr Bäume.Weniger CO_2

Zweite Auflage, 2024
ISBN 978-3-8497-0382-0 (Printausgabe)
ISBN 978-3-8497-8271-9 (ePUB)

Bibliografische Information der Deutschen Nationalbibliothek:
Die Deutsche Nationalbibliothek verzeichnet diese Publikation
in der Deutschen Nationalbibliografie; detaillierte bibliografische
Daten sind im Internet über http://dnb.d-nb.de abrufbar.

Informationen zu unserem gesamten Programm, unseren Autoren
und zum Verlag finden Sie unter: **www.carl-auer.de**.
Dort können Sie auch unseren Newsletter abonnieren.

Carl-Auer Verlag GmbH
Vangerowstraße 14 · 69115 Heidelberg
Tel. +49 6221 6438-0 · Fax +49 6221 6438-22
info@carl-auer.de

Vorwort

Liebe Eltern,
dieses Buch soll über ein Phänomen informieren, das in aller Munde ist, über das aber vielfach keine Klarheit herrscht: Trauma und Traumafolgen, die sogenannte posttraumatische Belastungsstörung, in diesem Fall bei Kindern und Jugendlichen. An wen richtet sich dieses Buch? Vor allem an Sie, liebe Eltern, die Sie sich um Kinder und Jugendliche 7 Tage in der Woche 24 Stunden lang kümmern. Das schließt auch Pflegeeltern, Adoptiveltern, Pflegestellen-Eltern und Kinderdorf-Eltern mit ein sowie auch diejenigen, die als Lehrerinnen und Lehrer, als Erzieherinnen und Erzieher, als Sozialpädagoginnen und Sozialpädagogen Elternfunktionen wahrnehmen und Unterstützung dabei benötigen, die posttraumatische Belastungsstörung zu erkennen, zu verstehen, und die auch zu einer Lösung im Sinne des Kindes beitragen wollen.

Im *ersten Kapitel* beschreibe ich, was man heutzutage üblicherweise unter einem psychischen Trauma, einer Verletzung der Seele versteht und mit welchen Anzeichen sich eine Traumafolgestörung zeigt. Damit deutlicher wird, dass diese Verhaltensweisen teilweise auch zu ganz normalen Entwicklungen von Kindern gehören, sind hier einige Beispiele dazu nachzulesen. Das ist eben das Schwierige beim Trauma-Thema: Einerseits können Traumata Folgen für das gesamte Leben von Menschen haben; das ist durch ausreichende Forschung nachgewiesen. Andererseits müssen wir uns davor schützen, jede kleine Alltagsbelastung mit dem Traumabegriff zu etikettieren. Deswegen lesen Sie in diesem Kapitel auch etwas über Widerstandskräfte gegen Traumafolgen, über Resilienz. Auch der Gleichzeitigkeit von Trauma und Trauer ist ein Absatz gewidmet. Ganz kommen wir aber nicht darum herum, uns auch mit den Traumatisierungen zu befassen, die die weitreichendsten Folgen haben, mit Bindungstraumatisierungen. Hierbei ist es mir wichtig zu betonen, dass es keine schlechten Eltern gibt, die sich vornehmen, ihre Kinder zu schädigen, sondern dass hinter dem, was wir als problematisches Elternverhalten erleben, in den allermeisten Fällen eine Abfolge von Überforderung, erlittener Gewalt und

Vernachlässigung über Generationen steht. Ich schreibe dieses Buch in Zeiten der Corona-Pandemie, in denen davon ausgegangen werden muss, dass nicht alle Familien den Luxus genießen können, in großen Wohnungen mit ausreichend Ausweichmöglichkeiten die ungewohnte Nähe aller Familienmitglieder und den damit verbundenen Stress abzupuffern. Wegen finanzieller Not, geringer emotionaler Reserven und vielerlei anderer Stress- und Risikofaktoren erleben sich manche Familien auch ohne Pandemie in einer permanenten Ausnahmesituation.

Im *zweiten Kapitel* möchte ich Ihnen helfen, mehr von der Dynamik von Trauma und Traumafolgen zu verstehen. Dazu gehört, dass ein Trauma auf Emotionen, Gedanken, den Körper und das Verhalten von Menschen Einfluss haben kann. Ich lade Sie zu einem Exkurs in die Bindungsforschung und die Neurobiologie ein. Anhand eines anschaulichen Modells erkläre ich, wie unser Gehirn funktioniert und wie es in traumagefährdeten Situationen die Notfall-Reaktionen des Körpers in Gang setzt. Sie werden etwas über das Stammhirn, das limbische System und die Großhirnrinde erfahren, die drei Ebenen des Gehirns, die perfekt darauf abgestimmt sind, auf die wesentlichen Reize, die wir aus der Umwelt wahrnehmen, zu reagieren. Ist die Situation sicher oder unsicher? Entsteht Gefahr? Entsteht Lebensgefahr? Dauert die Gefahr lange an? Sie erfahren auch, wie es kommt, dass ein Mensch, der an eine Gefahr erinnert wird, genau so reagiert, als sei er wieder in Gefahr. Ein anderer Teil dieses Kapitels erklärt den guten Grund von zerstörerischem oder selbstzerstörerischem Verhalten als Folge von Traumatisierungen. Es sind Verhaltensweisen in der Vergangenheit des »Dort und Damals« entstanden, die in Not und Gefahr wirklich sinnvoll waren, die jedoch im »Hier und Jetzt« der Gegenwart äußerst problematisch werden können. Was als Ressource entwickelt wurde, quält später im Alltag. Ein kurzer Absatz schildert Beispiele von Kindern, die mit traumatisierten Eltern zusammenleben. Und am Ende dieses Kapitels mache ich Sie noch mit einigen Forschungsergebnissen bekannt.

Wenn Sie besonders gespannt darauf sind, welche Interventionen dazu verhelfen können, dass Kinder und Jugendliche trotz

Traumatisierung ihren Alltag gut bewältigen können, werden Sie das *dritte Kapitel* mit wachsendem Optimismus lesen. Dort wird beschrieben, was traumatisierte Kinder und Jugendliche benötigen und wie Sie ihnen jenseits von Therapie dazu verhelfen können, dass neben einer äußeren Sicherheit auch eine innere Sicherheit entsteht, die eine Genesung von traumatischen Erfahrungen ermöglicht. Im ersten Teil geht es um die Unterstützung von Selbsthilfekräften nach einem einzelnen Trauma. Der umfangreichste Teil dieses Kapitels ist der sogenannten traumaorientierten Pädagogik gewidmet. Hier wird eine Vielzahl von Handlungen und zugrundeliegenden Haltungen beschrieben, die Kindern und Jugendlichen dabei helfen können, ihre traumatischen Erfahrungen zu bewältigen. Dies betrifft auch hilfreiche Verhaltensweisen in der Familie. Manchmal benötigen auch Eltern Hilfe bei der Bewältigung des Traumas ihres Kindes, wenn ein Kind beispielsweise sexuelle Gewalt erlitten hat oder wenn ein Trauerfall traumatische Aspekte einschließt. Diesen Bereichen sind zwei Abschnitte gewidmet. Ein vielschichtiges Thema ist das Für und Wider von Elternkontakten, nachdem ein Kind außerhalb der Herkunftsfamilie untergebracht werden musste. Der Stellenwert von Therapie und Beratung ergänzt dieses Kapitel, auch tiergestützte Therapie wird erwähnt. Mit einem Absatz über Trauma-Erzählgeschichten sowie empfehlenswerte Kinderbücher endet dieser Teil. Im Anhang ist noch eine Auflistung über mögliche Symptome von Kindern und Jugendlichen nach Altersgruppen geordnet zu finden.

Dieses Elternbuch wird nicht auf alle Fragen eine Antwort geben können und nicht für jede Situation genau passend sein. Es gibt Ihnen eine Hilfestellung im Umgang mit traumatisierten Kindern und Jugendlichen. Und vielleicht kann es auch dazu verhelfen, dass Sie mit den Heranwachsenden zusammen ein Team werden, um sich von den »Geistern der Vergangenheit« zu befreien und verschüttete Fähigkeiten wieder neu zu entdecken. Vielleicht kennen Sie die naive Haltung: »Guten Menschen passiert Gutes und schlechten Menschen passiert Schlechtes.« Nach einem Trauma wissen wir, dass das nicht stimmt. Auch guten Menschen passiert Schlechtes. Und dann geht es darum, wie man trotzdem weiterleben kann und dabei den Glauben an ein gutes Leben nicht verliert. Die Dichterin Hilde Domin sagte: »Federn lassen und dennoch schweben, das ist das Geheimnis des Lebens.«

Alexander Korittko
Hannover, im Januar 2021

1 POSTTRAUMATISCHE BELASTUNG ERKENNEN

Aus der Geschichte

Das Wort »Trauma« bezeichnet ursprünglich eine Wunde des Körpers. Doch schon seit über hundert Jahren werden Wunden in der Seele »Psychotraumata« genannt. Ende des 19. Jahrhunderts suchten die Ärzte in der berühmten Pariser Klinik Salpêtrière nach der Ursache der sogenannten Hysterie, unter ihnen auch der junge Sigmund Freud und sein Kollege Pierre Janet. In ihren Schriften beschreiben sowohl Freud als auch Janet psychische und körperliche Verletzungen (u. a. durch sexuelle Gewalt) im Zusammenhang mit vielfachen psychischen Störungen. Das damalige Wissen geriet in Vergessenheit und wurde erst in den 1970er-Jahren wieder »entdeckt«, als man feststellte, dass Veteranen des Vietnam-Krieges und Frauen, die in ihrer Kindheit sexuelle Gewalt erlitten hatten, sehr ähnliche Symptome zeigten. 1986 fand die posttraumatische Belastungsstörung Eingang in die Verzeichnisse psychischer Störungen (DMS und ICD). Heute wird der Begriff Psychotrauma auch in der Pädagogik als Grundlage spezieller Konzepte für die Arbeit mit Kindern und Jugendlichen verwendet. Eigentlich müsste man wegen des erheblichen Einflusses auf das soziale Zusammenleben und auf die Kommunikation der Menschen untereinander auch immer mitdenken, dass es sich hier nicht nur um einen Vorgang in der Psyche eines Menschen handelt, sondern unter anderem um ein Beziehungsgeschehen, das dann wiederum Auswirkungen auf die Seele eines Menschen hat.

Seit einiger Zeit hat der Begriff »Trauma« regelrecht Konjunktur. Vieles, was früher zu den ganz normalen Belastungen des Alltags gehörte, wird jetzt Trauma genannt. Eine Klassenarbeit verhauen: ein Trauma. Ein Handy verloren: ein Trauma. Trennung von einer Partnerin: ein Trauma. Eine genauere Unterscheidung ist also vonnöten. Andererseits wissen wir heute, dass unter anderem Erziehungspraktiken, die früher gebräuchlich waren und als ganz normal galten, sehr wohl Verletzungen der Seele darstellen können. Um uns dem Trauma-Begriff noch ein wenig weiter zu nähern, müssen wir in Betracht ziehen, dass nicht jede Verletzung der Seele auch längerfristige Auswirkungen hat. Da gibt es sogenannte Resilienz-Faktoren. Wieder so ein neuer Begriff. Das Phänomen »Resilienz« stammt aus der Physik. Wenn sich ein Baum bei heftigem Sturm zur Seite neigt und sich wieder aufrichtet, dann ist er resilient. Resilienz bezeichnet also das Gedeihen trotz widriger Umstände. Da gibt es Kinder, die sind weniger resilient, andere haben schon einige Widerstandskräfte entwickelt. Es gibt aber auch Ereignisse, die werfen jedes Kind oder jeden Jugendlichen aus der Bahn. Dann braucht es eine lange Zeit, ehe Betroffene sich wieder erholt haben. Und manchmal reichen die Selbsthilfekräfte nicht aus, dann sollte professionelle Hilfe in Anspruch genommen werden. Also zunächst eine erste Definition: Unter einem Trauma verstehe ich die Verletzung der Seele, die Traumafolgen nach sich ziehen kann, z. B. eine posttraumatische Belastungsstörung.

Die posttraumatische Belastungsstörung

Bei der posttraumatischen Belastungsstörung handelt es sich um eine verzögerte oder verlängerte Reaktion auf eine extreme

Bedrohung katastrophalen Ausmaßes. Ein Trauma kann dabei wie eine Wunde in der Seele eines Menschen betrachtet werden. In einer existenziellen Bedrohung stellt der Körper Notfallreaktionen zur Verfügung, die dann später zu einer nicht ausheilenden Narbe führen können. Diese empfindliche Narbe bezieht sich auf den Körper, die Psyche und die Kommunikation der Menschen untereinander. Ein Trauma kann sich längerfristig in allen drei Bereichen auswirken: Der Körper gerät immer wieder in heftige Erregung, die Psyche wird von Angst überflutet, von außen ist ein Angriffs- oder Fluchtverhalten zu beobachten – oder jemand stellt in völliger Erstarrung den Kontakt mit der Umwelt ein. Die Narbe eines vergangenen Ereignisses schmerzt in der Gegenwart.

Wie kann man ein Trauma, also die existenzielle Bedrohung (hier eigentlich Psychotrauma), von anderen Belastungen unterscheiden? Ein Trauma zeichnet sich durch folgende Merkmale aus:

- eine subjektiv existenzielle Bedrohung, die mit extremer Angst und Hilflosigkeit einhergeht
- Entweichen oder Gegenwehr sind nicht möglich
- die Bedrohung geschieht plötzlich und unerwartet (bei wiederholten Traumata mindestens das erste Mal)
- niemand hilft, man fühlt sich mutterseelenallein
- wird jemand Zeuge einer existenziellen Bedrohung bei anderen, kann dies auch als seelische Verletzung wirken

Das Ausmaß der Bedrohung hängt bei jedem Einzelnen und in jeder einzelnen Situation von den bisher entwickelten Bewältigungsmöglichkeiten ab. Eine Situation, die für einen Erwachsenen zu bewältigen ist, kann für ein Kind nicht zu bewältigen sein. Beispiel: Im Kaufhaus die Familie verloren zu haben, kann für ein Kind eine extreme Bedrohung darstellen, für die allermeisten Erwachsenen kaum. Hat ein Mensch eine seelische Verletzung erlitten, kann sich eine Störung entwickeln, die in der Fachsprache »Posttraumatische Belastungsstörung« genannt wird, die Belastungsstörung nach einem Trauma. Manchmal kann man die Belastungsstörung zuordnen und den Zusammenhang zu einer Verletzung der Seele herstellen.

ALBTRÄUME

Der 4-jährige **OLE** musste sich wegen einer Nierenbeckenentzündung zwei Tage im Krankenhaus behandeln lassen. Tagsüber war immer einer von seinen beiden Eltern bei ihm, doch abends mussten dann Mama oder Papa das Krankenhaus verlassen. Nachdem Ole wieder zu Hause war, wollte er nicht mehr allein in seinem Bett schlafen. Auch im Elternbett schlief er ganz unruhig und träumte offensichtlich schreckliche Dinge. Es dauerte einige Zeit, ehe Ole wieder bereit war, in seinem eigenen Bett zu schlafen. Als Ole ein Jahr später ein wenig Bauchschmerzen bekam, die nicht im Entferntesten eine erneute Nierenbeckenentzündung vermuten ließen, entwickelte er erneut am Abend Trennungsängste und wollte nicht in seinem Bett schlafen.

In anderen Fällen sind vermutete Zusammenhänge nicht so eindeutig.

VERMEIDUNG

Der 6-jährige **SVEN** wurde in einer Pflegefamilie untergebracht, weil es ihm in seiner eigenen Familie sehr schlecht ging. Es war so schlimm, dass die Sozialarbeiterin des Jugendamtes für den Jungen ein anderes Lebensumfeld finden musste. Nach kurzer Eingewöhnungszeit fühlte Sven sich in seiner neuen Familie sehr wohl, doch er wehrte sich »mit Händen und Füßen« dagegen, das Wohnzimmer zu betreten. Alle machten sich darüber Gedanken, was der Junge gegen das Wohnzimmer haben könnte. Eines Tages hatten die Pflegeeltern im Vorgarten des Hauses für kurze Zeit etwas zu tun. Als sie wieder hereinkamen, waren sie sehr erstaunt. Sven hatte die Zeit genutzt, den Bambusstab, der den Gummibaum hielt, kurz und klein zu brechen. Da hatten die Pflegeltern eine Idee: Könnte es sein, dass Sven mit einem solchen Bambusstab geprügelt worden war? Hatte er mit großem Mut gewagt, diesen »Rohrstock« zu zerstören, weil er ihm Angst gemacht hatte?

In diesem Beispiel ist zunächst das Hintergrundgeschehen für dieses intensive Vermeiden völlig unklar. Im Nachherein wurde allerdings deutlich, wie manchmal ein Alltagsgegenstand an traumatische Erfahrungen erinnern kann. Und dann fühlt es sich an, als wenn das

Trauma wieder passiert, obwohl man sich in völliger Sicherheit befindet. Dazu noch ein anderes Beispiel:

> **KÖRPERLICHE REAKTIONEN**
> Zwölf **JUGENDLICHE FLÜCHTLINGE** besuchen mit ihren Betreuern ein Hallenbad. Nachdem sich alle umgezogen haben, genießen sie die Dusche und begeben sich zum Schwimmbecken. Zehn von ihnen springen begeistert in das Nichtschwimmerbecken, tollen mit den dort befindlichen Styropor-Kugeln herum und amüsieren sich. Nur zwei stehen wie angewurzelt am Beckenrand, zittern und schwitzen und sind auf keinen Fall dazu zu bewegen, ins Wasser zu gehen. Sie waren vor ein paar Wochen über das Mittelmeer geflohen.

Bei den beiden Jugendlichen ist wohl sehr verständlich, dass sie vor Schreck erstarren, auch wenn ihnen im Nichtschwimmerbecken kaum etwas passieren kann. So ist das eben nach Traumatisierungen: Erinnerungsauslöser, sogenannte »Trigger«, führen dazu, dass man sich so fühlt, als würde das schreckliche Ereignis gerade jetzt erneut passieren. Wer sich mit der englischen Sprache auskennt, weiß, was »Trigger« bedeutet: Auslöser. »Trigger« sind die Abzüge an Gewehren oder Pistolen. Berührt man sie und bewegt man sie, geht der Schuss los. So haben die Psychotrauma-Spezialisten einen guten Ausdruck dafür gefunden, was tatsächlich nach einem Trauma passieren kann. So schnell wie ein Schuss schiebt sich in der Wahrnehmung die Vergangenheit vor die Gegenwart. Betroffene befinden sich nicht mehr im »Hier und Jetzt«, sondern im »Dort und Damals«. So stehen die Jugendlichen zwar im Hallenbad am Rande des Beckens, doch in ihrer Wahrnehmung sind sie der tödlichen Bedrohung auf dem Mittelmeer ausgeliefert.

In den drei Beispielen wird gleichzeitig deutlich, welche Symptome dazugehören, wenn man von einer »posttraumatischen Belastungsstörung« spricht:

a) ungewolltes Wiedererleben: plötzlich auftauchende Bilder von dem Ereignis oder lebendig erscheinende Erinnerungsfilme (Flashbacks), Albträume und Grübel-Attacken. Kinder zeigen ihre inneren Bilder durch Zeichnungen oder das sogenannte traumatische Spiel, z. B. Autos, die immer wieder zusammenstoßen, oder Puppen, die sich immer wieder verletzen oder ausgeschimpft werden.

b) Vermeidungsverhalten: Vermeidung von Situationen, die an das Trauma erinnern, oder Verhaltensweisen, die dazu verhelfen, dass man nichts mehr spürt. Das sieht dann manchmal so aus, als sei jemand geistig völlig abwesend oder verträumt. Der Fachausdruck heißt »dissoziatives Verhalten«. Man versucht, sich durch Abschalten von Bildern oder Gefühlen zu retten. Jugendliche unterstützen dieses Nicht-spüren-Wollen manchmal durch Alkohol oder Drogen. Eine extreme Form der Selbstregulierung von Emotionen stellt das sogenannte »Ritzen« dar.

c) andauerndes körperlich wahrnehmbares Bedrohungsempfinden, als Folge davon z. B. erhöhte Wachsamkeit, gesteigerte Schreckhaftigkeit gegenüber traumaassoziierten Bildern, Geräuschen oder Gerüchen (Trauma-Fragmente). (Speziell bei Kindern: nächtliches Aufwachen, Ungehorsam, Stimmungswechsel, Hervorrufen körperlicher Schmerzen, Angst vor dem Zubettgehen)
Die Symptome müssen mindestens einige Wochen andauern und bedeutende Beeinträchtigungen in wichtigen Bereichen des Lebens zur Folge haben (persönlich, Familie, Soziales, Bildung, Beruf usw.).

Jetzt merken Sie schon, dass viele Symptome chronische Folgen einer Traumatisierung sein können. Aber Vorsicht, nicht jede dieser Verhaltensweisen deutet auf ein erlittenes Trauma hin.

Nicht jedes Symptom ist ein Zeichen von Trauma

Kinder, die mit Autos spielen und einen Zusammenstoß dabei verursachen, müssen nicht traumatisiert sein. Wenn das Spiel mit den Autos abwechslungsreich gestaltet wird und viele unterschiedliche Situationen vorkommen, wird vielleicht das nachgespielt, was vom Kind als Teil von Ereignissen im Straßenverkehr wahrgenommen wurde.

Wenn ein Kind als Puppenmutter sein Puppenkind ausschimpft, gehört das vielleicht zum ganz normalen Spiel mit allen Facetten des Alltags. In welcher Familie kommt es nicht vor, dass ein Kind auch einmal ausgeschimpft wird?

Natürlich gehört es zum Leben von Kindern, auch einmal länger über etwas nachzudenken, und auch nichttraumatisierte Kinder wachen bisweilen nachts nach einem schlimmen Traum auf. Und manchmal geschieht die Verarbeitung von für das Kind unverständlichen Ereignissen durch Zeichnungen.

Auch das Vermeiden von Orten oder Situationen kann zur normalen Entwicklung von Kindern gehören. Im Keller ist es dunkel, da gehen viele Kinder nicht gern alleine hin. Ein Hund bellt laut, da möchte ein Kind, das keine Hunde gewohnt ist, einen großen Bogen drum herum machen.

Jedes Kind träumt manchmal vor sich hin. Manche Jugendliche »ritzen« sich, um auszutesten, wie das ist. Auch das Ausprobieren von Alkohol gehört bei einigen dazu, um Grenzerfahrungen zu machen.

Unser Körper verhält sich nicht immer so, wie wir uns das wünschen. Manchmal kündigen sich durch erste ungewohnte Körperreaktionen Krankheiten an. Die Schwierigkeit, traurige oder wütende Emotionen situationsangemessen zu regulieren, ist ein Teil einer normalen Entwicklung eines Kindes.

Alle oben als Anzeichen einer posttraumatischen Belastungsstörung beschriebenen Symptome können als größtenteils unbedenklich eingestuft werden, wenn sie für sich allein und nur vorübergehend auftreten. Es bestehen allerdings drei Hinweise, die dazu führen, eine Posttraumatische Belastungsstörung (PTBS) anzunehmen:

1) Es ist bekannt, dass das Kind oder die/der Jugendliche ein Trauma erlitten hat.
2) Die beschriebenen Symptome treten in der Dreier-Kombination auf:
   - Wiedererleben
   - Vermeiden
   - körperlich wahrnehmbares Bedrohungserleben
3) Die Symptome treten nicht nur in den ersten Wochen nach einer seelischen Verletzung auf, sondern zeigen sich über einen längeren Zeitraum als chronische Beeinträchtigung.

Bei manchen Kindern treten diese Symptome nicht in Reinform auf. Es werden in der Fachliteratur als Traumafolgestörungen auch depressive Störungen, Angststörungen, Zwangsstörungen, Störungen des Sozialverhaltens, Verhaltensstörungen, Affektregulationsstörungen, Entwicklungsstörungen, Suchtverhalten und oppositionelles Verhalten genannt. Aus meiner Sicht sollte man Diagnosen aber nicht überbewerten. Sie helfen vielleicht, ein Verhalten vorübergehend einzuordnen und therapeutische sowie pädagogische Hinweise zu geben. Das Leben ist aber meist vielschichtiger, als dass es in Diagnosekategorien hineinpasst. Manche Verhaltensweisen entstehen und verblassen auch wieder. Für mich führt eine Diagnose eher zu einem prozesshaften Fallverstehen. Es ist von Bedeutung, unter welchen Aspekten Symptome bestehen bleiben oder verschwinden.

Akute Belastungsreaktion

Ein Beispiel:

> Die 10-jährige **CAROLA** rutscht bei nassglatter Straße mit ihrem Fahrrad aus und gerät vor ein fahrendes Auto, das gerade noch vom Fahrer gestoppt werden kann. Sie kommt unverletzt davon. Sie will aber in den nächsten Tagen nicht mehr Fahrrad fahren. Sie erschrickt, wenn sie ein bremsendes Auto hört, und träumt manchmal von dem Unfall. Sie wacht dann schweißgebadet auf. Wenn jemand auf den Unfall zu sprechen kommt, rennt sie wütend aus dem Zimmer. Nach einem Monat will sie mit ihrer Mutter zusammen eine kleine Radtour unternehmen, um sich wieder ans Radfahren zu gewöhnen.

Hier zeigt das Mädchen zwar Symptome des ungewollten Wiedererlebens, Vermeidungssymptome und Symptome der körperlich wahrnehmbaren Bedrohung, doch ihre Selbsthilfekräfte und die freundliche Unterstützung der Mutter führen nach kurzer Zeit zur symptomfreien Rückkehr in den gewohnten Alltag. Die Symptome sind in den ersten zwei bis drei Monaten völlig normale Reaktionen auf ein außergewöhnliches Ereignis. Sie bekommen die Bezeichnung

»akute Belastungsreaktion«. Erst wenn sie chronisch werden, wenn sie über Monate andauern, spricht man von einer »posttraumatischen Belastungsstörung«. Soziale Unterstützung nach einem erlittenen Trauma kann einem chronischen Verlauf entscheidend entgegenwirken.

Seelische Verletzungen

Generell unterscheidet man Ereignisse, die seelische Verletzungen bedingen können, in zwei Gruppen:

1) einmalige und unbeabsichtigte Ereignisse wie z. B. Unfälle, Naturkatastrophen, Trennungs- und Verlusterfahrungen usw.
2) andauernde oder sich wiederholende Ereignisse, die von Menschen beabsichtigt sind, wie z. B. Folter, Krieg, Misshandlungen (»man-made disaster«)

Aus Untersuchungen ist bekannt, dass die Traumata der ersten Gruppe einfacher zu verarbeiten sind als die Traumata der zweiten Gruppe. Die seelische Belastung hängt aber auch davon ab, wie intensiv ein Trauma eingewirkt hat und welche Bewältigungsmöglichkeiten kurz danach zur Verfügung standen bzw. wie intensiv im Nachhinein Unterstützung durch die Familie oder Freunde genutzt werden konnte.

Bei Kindern und Jugendlichen denkt man zunächst an »die großen Drei«: körperliche Misshandlung, Vernachlässigung und sexuelle Gewalt. Körperliche Misshandlung geschieht aus unterschiedlichen Gründen. Einige Eltern schlagen ihre Kinder, weil sie meinen, dass sei die beste Möglichkeit, Kinder für unerwünschtes Verhalten zu bestrafen und sie vor Fehlentwicklungen zu beschützen. Werden Kinder als egoistische Wesen betrachtet, die ihre Umwelt von Geburt an manipulieren wollen, um ihre egozentrischen Wünsche durchzusetzen? Sind sie rücksichtslos und bösartig? Und gilt es daher, sie mit allen Mitteln – auch mit Schläge – dazu zu bringen, Führung und Autorität der Erwachsenen anzuerkennen? »Wer nicht hören will, muss fühlen«, hieß das einmal. Oder: ein Kind sollte ruhig mal die Nacht durchschreien, das stärke die Lungen und würde Verwöhnung vorbeugen. Meist haben Eltern, die diesen Erziehungsstil anwenden, selbst etwas Ähnliches in ihrer Kindheit erfahren. »Mir hat es auch nicht geschadet«, sagen einige. Fragt man sie nach ihrer Beziehung zu den Eltern, fallen ihnen als Erstes »Respekt« und »Gehorsam« ein. Doch das oben beschriebene Menschenbild gilt schon seit Langem als überholt, auch wenn hin und wieder in Ratgebern oder Diskussionsbeiträgen ähnliche Ansichten auftauchen. Sie erinnern an die »schwarze Pädagogik« der 1930er-, 1940er- und 1950er-Jahre: Anpassung an die Normen der Erwachsenen, Gehorsam als oberstes Ziel.

Als moderner Erziehungsstil hat sich in den letzten Jahrzehnten eine bindungsorientierte demokratische Perspektive durchgesetzt, in der Kinder als soziale Wesen gesehen werden, die nicht erst durch Sozialisation umprogrammiert werden müssen, um ihre selbstsüchtige Haltung aufzugeben. In einem solchen Stil werden auch Grenzen gesetzt und es wird auf deren Einhaltung geachtet, gleichzeitig wird den Kindern aber viel Liebe und Zuneigung entgegengebracht. Experten gehen davon aus, dass sogar Säuglinge mit einer angeborenen sozialen Kompetenz ausgestattet sind. Ein Kind möchte nicht nur die Welt entdecken, sondern mit seinen engsten Bezugspersonen verbunden sein, dazugehören. Erziehung gestaltet sich schwieriger, wenn nicht Gehorsam das Ziel ist.

Nicht von schlechten Eltern

Die meisten Schwangerschaften und das Aufwachsen von Kindern werden begleitet von Hoffnung und den besten Wünschen für die Zukunft des Kindes. Ziel der allermeisten Eltern – egal in welcher Lebenssituation und mit welchem sozioökonomischen Hintergrund – ist es, gute Eltern zu sein. Auch Eltern in schwierigen Lebenssituationen haben grundsätzlich die Fähigkeiten und den Willen, ihre Kinder gut zu versorgen, sie vor Gefahren zu schützen und sie zu fördern. Solche schwierigen Lebenssituationen können bedeuten: Ein Elternteil leidet unter einer psychischen oder körperlichen Krankheit oder unter einer Suchterkrankung, es gab aktuelle traumatische Erfahrungen (Flucht, Tod eines Familienmitgliedes,

Partnerschaftsgewalt, massive Trennungskonflikte), Armut oder andere Faktoren führten zu existenziellen Einschränkungen. Solche Umstände begünstigen elterliche Ohnmacht, Hilflosigkeit und Gewalt gegenüber Kindern oder das Unterlassen von fürsorglichem Handeln.

Eltern, die sich in hochbelasteten Lebenssituationen befinden, geraten im pädagogischen Alltag häufig an ihre Grenzen. Sie entwickeln Scham und Angst vor einem Gesichtsverlust, wenn es ihnen nicht gelingt, ihre eigenen Emotionen im Griff zu haben und freundlich auf ihre Kinder einzugehen. Es sind die überforderten Eltern, die unter Umständen selbst unter ungünstigen Bedingungen groß geworden sind, die einfach nur das weitergeben, was sie selbst erlebt haben: Misshandlung und Vernachlässigung. Keiner will seinen Kindern absichtlich schaden. Es passiert dann eben so, dass immer mal wieder »die Hand ausrutscht« oder jemand »einfach nicht mehr kann« und das Kind unversorgt bleibt. Transgenerationale Traumatisierung wird das dann genannt, die Weitergabe der eigenen Kindheitserfahrungen an die nächste Generation. Seitdem erkannt worden ist, dass auch diese Eltern gern gute Eltern sein würden, dies aber leider nicht schaffen, sind Interventionen entwickelt worden, den Kindern innerhalb ihrer Familie bessere Entwicklungschancen zu eröffnen, in extremen Fällen außerhalb der Familie. Die Chance, dass ein Kind in einer Umgebung außerhalb der Familie genesen und reifen kann, ist viel größer, wenn die Eltern darin unterstützt werden, das Kind mit guten Wünschen gehen zu lassen und es aus der Distanz wohlwollend zu begleiten.

Ein besonders dunkles Kapitel ist die sexuelle Gewalt an Kindern. Es ist schwer vorstellbar: Doch auch hier sind in vielen Familien mehrgenerationale Entwicklungen bekannt. Die einen haben selbst als Kind erfahren, dass keiner hingeguckt hat, dass sie keiner geschützt hat, und andere haben am Vorbild gelernt, dass Erwachsene die Grenzen der Kinder nicht achten. Aber nicht alle kindlichen Opfer werden später zu Tätern.

Weiter oben war von den drei großen Traumata die Rede. Fachleute gingen schon lange von einer vierten Form der Traumatisierung von Kindern und Jugendlichen aus, die jetzt auch wissenschaftlich belegt ist: emotionale Traumatisierung, »Ohrfeigen für die Seele«. Was versteht man darunter? Als Erstes wird die miterlebte Gewalt in Familien genannt. Ein Kind erlebt immer wieder in der Familie gewalttätige Auseinandersetzungen zwischen den Erwachsenen. Oder es erlebt, wie ein Geschwisterkind immer wieder geschlagen wird. Manchmal wird das Kind Zeuge davon, wie jemand hinterher ärztlich versorgt werden muss, und es weiß, dass die entschuldigenden Erklärungen nicht stimmen. Zur emotionalen Traumatisierung zählt auch die permanent wiederholte Beschimpfung und Erniedrigung eines Kindes. Und als Drittes zählt dazu, wenn ein Kind für die Eltern sorgen und für seine Geschwister Verantwortung tragen muss, ohne dafür in der Lage zu sein, wie es z. B. bei Kindern von psychisch kranken Eltern oder suchtmittelabhängigen Eltern der Fall sein kann.

Ein Beispiel:

> Der 8-jährige **GEROME** sorgte dafür, dass die Schnapsflaschen verschwanden, kurz bevor die Sozialarbeiterin kam, um in der Familie nach dem Rechten zu sehen. Manchmal gab ihm die alleinerziehende Mutter Geld, damit er für sich und die Geschwister einkaufen konnte. Einmal fiel er im Supermarkt auf, weil er versuchte, Lebensmittel zu stehlen. Als er dann in eine Pflegefamilie kam, wollte er täglich mit seinen Geschwistern in anderen Pflegefamilien telefonieren, um sich davon zu überzeugen, dass sie genug zu essen bekamen.

Kinder und Jugendliche, die in unzureichenden Familienverhältnissen leben, müssen zunächst ein Ende der Not erleben, bevor sie sich von den seelischen Verletzungen erholen können. Der Ausdruck »Safety first« – Sicherheit zuerst! – wird gern verwendet.

Resilienz – Gedeihen trotz Belastung

In der Forschung war es von jeher von großem Interesse, herauszufinden, woran es liegt, dass manche Kinder trotz schwerer Belastungen sich immer wieder »aufrappeln«, in der Schule einigermaßen erfolgreich sind und einen guten Lebensweg einschlagen. Wie entwickelt sich bei Kindern und Jugendlichen Resilienz, und wie kann diese Widerstandskraft gefördert werden?

Die intensivste Forschung hat die amerikanische Entwicklungspsychologin Emmy Werner betrieben. Sie untersuchte vierzig Jahre lang einen gesamten Geburtsjahrgang auf einer Hawaii-Insel. Kollegen haben bestätigt, dass ihre Untersuchungsergebnisse ohne Probleme auf moderne westliche Industriegesellschaften zu übertragen sind. Zunächst stellte Emmy Werner fest, dass sich Kinder ohne medizinische oder soziale Risikofaktoren besser entwickeln als Kinder mit Risikofaktoren. Das war zu erwarten. Doch das zweite Ergebnis überrascht: Ein Drittel der Kinder von Eltern, die besonders arm waren, bei denen psychische Erkrankungen oder Suchtmittelabhängigkeit vorlagen, schaffte es, nach dem 30. Lebensjahr einen guten Lebensweg einzuschlagen. Sie entwickelten sich zu kompetenten, fürsorglichen und selbstsicheren Erwachsenen. Wie unterschieden sie sich von denen, die sich – wie ihre Eltern – ungünstig entwickelt hatten?

1) Sie hatten mindestens durchschnittliche Intelligenz und schulische Kompetenz sowie ein Temperament, das positiv auf andere wirkte.
2) Sie hatten eine emotionale Bindung mit Personen, die geben konnten, wozu die Eltern nicht in der Lage waren. Es waren andere erwachsene Familienmitglieder, Lehrer, andere Personen im nahen Umfeld, sogenannte Mentoren: Sie ermutigten zu Selbstvertrauen, Selbstständigkeit und Initiative.
3) Sie waren irgendwann in ihrer Kindheit oder Jugend Teil einer Organisation, in der ihre Kompetenzen belohnt wurden und ihnen ein Glaube an das Leben gegeben wurde.

Die positiven Auswirkungen zeigen sich nicht mit 18 Jahren, sondern mehrheitlich mit 25, bei den meisten zwischen dem 25. und 35. Lebensjahr. Sie hatten gelernt, dass sie es sind, die ihr Schicksal bestimmen, dass sie Dinge selbst in die Hand nehmen können, und sie hatten ein realistisches Bild von ihren eigenen Fähigkeiten.

Andere Fachleute haben erkannt, dass Resilienz förderbar ist. Sie kamen zu erstaunlichen Ergebnissen. Erwachsene, die Resilienz bei

Kindern fördern wollen, sollten immer wieder den Wert von Bildung hervorheben, sie sollten Kindern regelmäßig vorlesen und damit gleichzeitig die emotionale Bindung fördern. Haben die Eltern Kontakt zu anderen Menschen und übernehmen sie Verantwortung in der Kindertagesstätte oder in der Schule, kann dies als Anreiz dazu führen, dass auch das Kind in Kita, Hort oder Schule Verantwortung übernimmt. Auch der Kontakt zum erweiterten Familiensystem (z. B. Großeltern) wirkt resilienzfördernd. Resiliente Kinder sind besser in der Lage, mit schweren Schicksalsschlägen umzugehen.

Nicht jede Verletzung der Seele führt also zu chronischen Traumafolgestörungen. In der Forschung werden unterschiedliche Verläufe beobachtet. Eine Gruppe von Kindern zeigt sich resilient, entwickelt in den ersten Wochen nach einem Trauma Symptome, die nach einigen Wochen wieder abklingen. Eine zweite Gruppe entwickelt heftige Symptome, die jedoch nach einigen Monaten in eine Gesundung münden. Eine dritte Gruppe entwickelt chronische Symptome und erholt sich nicht ohne therapeutische Unterstützung davon. Insgesamt scheinen chronische Symptomverläufe nach innerfamiliärer Gewalt häufiger aufzutreten als nach außerfamiliärer Traumatisierung, wie zum Beispiel nach Naturkatastrophen, nach traumatischen medizinischen Eingriffen oder nach einem plötzlichen Todesfall in der Familie.

Trauma und Trauer

Kinder und Jugendliche begegnen dem Tod von nahen Angehörigen, Freunden oder Nachbarn manchmal angekündigt und vorbereitet, aber auch unvorhergesehen nach Unfällen, nach Suizid oder durch schwere Erkrankungen. Wenn Trauer sich mit traumatischem Erleben mischt, beginnt ein schwieriger Verarbeitungsprozess. Die niederländische Therapeutin Joannie Spierings unterscheidet traumatische Trauer von anderer Trauer, wenn der Tod plötzlich und unerwartet eintrat, mit Gewalt verbunden war, kein Abschiedsprozess möglich war und der Tod als vermeidbar eingeschätzt wird. Wenn mindestens zwei dieser Umstände eine Rolle spielen, sei ein traumatischer Trauerprozess zu erwarten. Menschen können dann in einen Zustand von Schock, Hilflosigkeit und Erstarrung geraten. Sowohl Trauma-Symptome als auch Trauer-Symptome können sich verstärken. Gedanken an den Verstorbenen können zu Flashbacks führen, traumatische Aspekte des Todes können den Trauerprozess erschweren. Ein Gefühl von Fremdheit in der Welt verbunden mit Isolation kann es verhindern, soziale Anteilnahme und Unterstützung entgegenzunehmen. In den ersten Wochen sind diese Symptome bei Erwachsenen und Minderjährigen normal. Es gibt Möglichkeiten, die Selbstheilungskräfte zu stärken. Darüber erfahren Sie etwas in einem Absatz des dritten Kapitels.

Bindungstraumata

Es ist schon angeklungen: Nicht alle Kinder, die unter unzureichenden Lebensbedingungen groß werden, besitzen ausreichend Selbsthilfekräfte, um eine gesunde Entwicklung zu erlangen. Nach einem Monotrauma, wenn einem Kind oder einem Jugendlichen einmal etwas Bedrohliches widerfährt, kann verhältnismäßig schnell und einfach eine Genesung erzielt werden. Nach sequenziellen Traumatisierungen, wie zum Beispiel Kriegs- und Fluchterfahrungen, hängt eine Genesung sehr davon ab, ob erwachsene Bezugspersonen die Minderjährigen begleiten und als Ansprechpartner zur Verfügung stehen.

Und, Sie können es sich schon denken: Wenn die Gewalt im sozialen Nahraum passiert oder wenn Eltern gegenüber ihren Kindern ihre Schutzfunktion nicht erfüllen bzw. selbst die Kinder misshandeln, vernachlässigen oder ihnen sexuelle Gewalt antun, sind diese Traumata am schwersten zu verkraften. Dann spricht man von Bindungstraumatisierungen. Die Menschen, die für das Kind Bindungspersonen sind, werden zu einer Gefahr für das Kind. Das Kind kann sich nicht vorstellen, dass ihm eine Person, von der es abhängig ist, etwas Unrechtes zufügt. Es kann sich auch nicht vorstellen, ohne diese Person zu überleben. Da bleibt für das betroffene Kind eigentlich nur die Möglichkeit anzunehmen, dass mit ihm selbst etwas nicht stimmt. Vernachlässigung führt zum Gefühl der eigenen Wertlosigkeit, körperliche Gewalt führt zum Gefühl von eigener

Schlechtigkeit, sexuelle Gewalt führt zur Ablehnung des eigenen Körpers. Oft haben schon die Eltern als Kinder Ignoranz gegenüber ihren eigenen Bedürfnissen erlebt und geben das selbst erfahrene Verhalten an die nächste Generation weiter.

Was können die Folgen von Bindungstraumatisierungen sein? Da sind sich die Forscher einig. Geschehen diese Traumata über einen langen Zeitraum, entwickeln die betroffenen Kinder Misstrauen in den eigenen Körper und die eigenen Gefühle, Misstrauen in die eigenen Gedanken und Fähigkeiten, Misstrauen in andere Menschen, mangelhafte Regulierung der eigenen Emotionen.

Der Neurobiologe Gerald Hüther schreibt:

> »*Auf psychosoziale Unterstützung kann sich das Kind nicht mehr verlassen, vor allem dann, wenn das Trauma durch bisherige enge Bezugspersonen ausgelöst worden ist. Der Glaube an familiäre psychosoziale Geborgenheit ist ihm ebenso verloren gegangen, wie der Glaube an seine eigene Fähigkeit, Bedrohungen abzuwenden.*«[1]

Wenn Kinder durch ihre Bezugspersonen traumatisiert werden, entwickeln sie sich zu Experten in der Anwendung von sogenannten »Notfall-Reaktionen«: wütender Unruhe, stummem Rückzug oder permanenten Kontrollversuchen. Einige kontrollieren durch Fürsorge, andere kontrollieren durch Bestrafung. In einer Reihe von Langzeituntersuchungen wurde ermittelt, dass fortwährender traumatischer Stress in der Kindheit zudem Auswirkungen auf jede Zelle des Körpers hat und zu einer Schwächung des Immunsystems führt, was wiederum über die gesamte Lebensspanne häufigere Erkrankungen zur Folge haben kann.

Da diese extremen Folgen bekannt sind, wurden in den letzten Jahrzehnten eine Reihe von Maßnahmen entwickelt, die präventiv, also vorbeugend wirken sollen. Häufig wird bei der Entwicklung solcher Programme eine systemische Sichtweise eingenommen: Alle

---

1 Hüther, G. (2003): Die Auswirkung traumatischer Erfahrungen im Kindesalter auf die Hirnentwicklung. In: K. H. Brisch u. T. Hellbrügge (Hrsg.): Bindung und Trauma. Stuttgart (Klett-Cotta), S. 102.

Familienmitglieder sollen unterstützt werden. Solche Programme sind beispielsweise:

- Hausbesuche bei schwangeren Frauen und Familien mit Neugeborenen (frühe Hilfen)
- Trainingsprogramme für Eltern (Starke Eltern, starke Kinder)
- Unterstützung bei Teenager-Schwangerschaften
- soziale Unterstützung für Eltern (Familienzentren)
- Maßnahmen gegen Partnergewalt (juristisch und sozialpolitisch)
- Behandlung von psychischen Krankheiten und Suchtmittelabhängigkeit
- Verbesserung von außerfamiliärer Kinderbetreuung
- Verbesserung von Kinderschutz

Es ist klar: Was – aus welchen Gründen auch immer – Kindern von Menschen angetan wurde, kann nur durch tragfähige und sensible Beziehungen zu Menschen verändert werden. Nur so können Kinder lernen, sich von ihren »Notfall-Reaktionen« zu verabschieden. Wie es zu einer Fixierung auf Notfall-Reaktionen kommt, welche Vorgänge in der Biologie des Menschen dabei eine Rolle spielen und wie andere beim Umlernen unterstützen können, wird in den nächsten beiden Kapiteln dieses Elternbuchs erklärt.

2 POSTTRAUMATISCHE BELASTUNG VERSTEHEN

Wann zeigen sich Traumafolgestörungen?

Wie schon angedeutet, zeigen sich die Folgen eines Traumas vor allem dann, wenn Betroffene an die auslösende Situation erinnert werden. So ist es zuallermeist nach einem Monotrauma. Ein Anblick, ein Geräusch, ein Geruch, eine Körpererinnerung führen dazu, dass diejenige oder derjenige in seiner emotionalen Wahrnehmung sich plötzlich wieder – so schnell wie ein Schuss – in der Vergangenheit befindet. Je intensiver sich das Erlebnis eingebrannt hat, umso stärker befinden sich Betroffene umfassend im »Dort und Damals«. Nehmen wir an, ein Kind hat einen Autounfall erlebt, ohne dabei verletzt zu werden. Trotzdem wird sich das Erlebnis intensiv »eingebrannt« haben. Wird das Kind möglicherweise durch ein Geräusch an den Unfall erinnert, zieht sich im Schreck der Erinnerung die Muskulatur des Körpers zusammen, ohne dass dies bewusst gesteuert werden kann (Körper). Währenddessen kommt vielleicht der Gedanke »Ich werde sterben« (Kognition). Ein solcher Gedanke taucht plötzlich auf, ohne dass sich das Kind tatsächlich in Gefahr befindet. Vielleicht entsteht parallel dazu ein merkwürdiges Gefühl im Bauch, das Angst signalisiert (Emotion). Und dann hält sich das Kind schnell die Ohren zu und rennt aus dem Zimmer (Verhalten). All diese Reaktionen geschehen blitzartig, nicht in einer so ordentlichen Reihenfolge, wie eben beschrieben.

Was kann man tun? Es ist gut, das Kind dann zu reorientieren, also wieder in das »Hier und Jetzt« einzuladen. Jede Frage, z. B. »Was soll das denn jetzt?«, hilft in solchen Situationen oft nicht. Auch eine einfache Handlungsanweisung wie »Lass das jetzt mal, es ist doch alles in Ordnung« kann in solchen Momenten häufig nichts verändern. Reorientierungen können Informationen über die Zeit, den Ort und die Personen beinhalten, zusätzlich eine Aussage über die Sicherheit. Zum Beispiel: »Du bist in Sicherheit. Wir sind hier zu Hause (Ort) und wir essen gleich Abendbrot (Zeit). Ich bin hier und Papa ist auch hier. Guck, das sitzt auch deine Schwester Susanne (Personen).« Dabei ist erforderlich, darauf zu achten, ob das Kind bereit ist, zuzuhören. Kann es das nicht, braucht es vielleicht eine Auszeit, um sich ohne Hilfe zu beruhigen.

Es gibt auch andere Reaktionen, die nicht so auffällig sind. Manche Kinder zeigen ihren Erinnerungsschreck nicht so klar erkennbar. Wenn ein Kind beispielsweise »angetriggert« wird und in eine Schreckstarre gerät, können auch Körper, Kognition, Emotion und Verhalten betroffen sein, aber eben in der Erstarrung. Auch dann ist eine Reorientierung hilfreich. Da viele unterschiedliche Auslösereize in das »Dort und Damals« zurückversetzen können, sind manche Reaktionen voraussehbar, andere nicht. Nach einem Monotrauma kann es vorkommen, dass ein Kind über Wochen keine Auffälligkeiten zeigt, dass es scheinbar genesen ist. Dann kommt es Monate oder Jahre später unter Umständen zu Symptomen, oft in Zeiten, in denen durch eine neue Entwicklungsstufe oder durch familiäre Veränderungen Phasen der Unsicherheit entstehen. Eine neue Entwicklungsstufe könnte den Wechsel von der Kindertagesstätte zum Schulbesuch beinhalten, es könnte auch ein Umzug sein oder eine Veränderung in der Familienstruktur. Doch, wie schon erwähnt, geschieht bei Monotraumata häufig eine dauerhafte Genesung.

Bei den Bindungsstraumata verhält es sich anders. Ist ein Kind dauerhaft in seinen Bedürfnissen nach Schutz vor Unversehrtheit, nach Fürsorge und nach sozialen Kontakten enttäuscht worden und hat es stattdessen Misshandlung oder Vernachlässigung von denjenigen erfahren müssen, von denen als Bezugspersonen die Erfüllung dieser Bedürfnisse zu erwarten war, hat das Kind ein Training darin erfahren, mit diesem Missverhältnis umzugehen. Es kann auf der Verhaltensebene besonders gut kämpfen, fliehen oder erstarren. Bei ganz kleinen Kindern ist die Möglichkeit der Flucht nicht gegeben, sie können aber gut schreien und strampeln (Kampf), oder sie wenden den Blick ab, verlieren jede Körperspannung und lassen alles mit sich geschehen. Gleichzeitig fliehen sie in Gedanken, denn bewusst mit allen Sinnen ist dann nicht zu ertragen, was mit ihnen geschieht. Dieser Zustand, auch als »Dissoziation« bekannt, passiert nicht nur kleinen Kindern. Je früher und je häufiger Kinder diese Verhaltensweisen als Notfallreaktionen anwenden mussten, umso deutlicher werden sie zu einem wesentlichen Teil ihrer Persönlichkeit. In einem späteren Absatz wird dies verständlicher, wenn es um die Vorgänge im Gehirn geht und darum, wie sich das Gehirn strukturiert.

Jetzt soll erst einmal deutlich werden, wie es kommt, dass Bindungstraumata andere Auswirkungen haben als Monotraumata. Wer immer wieder erlebt, dass die eigenen Bedürfnisse nicht ernst genommen werden, entwickelt fest verankerte Gedanken von »Ich bin schlecht« oder »Ich kann niemandem trauen«. Und ein Eindruck von eigener Wertlosigkeit führt zu Gefühlen von Angst oder Wut, die sich so schnell nicht verändern. Der Körper zeigt dann entweder eine dauerhafte Alarmbereitschaft mit Anspannung oder einen immer wieder auftauchenden Totstellreflex. Beides sind ursprünglich sinnvolle Überlebensstrategien, die schwer steuerbar sind und irgendwann zu Persönlichkeitsanteilen werden, wenn weder Bezugspersonen noch eigene Kompetenzen die Sicherheit im Leben erhöhen. An dieser Stelle biete ich Ihnen, liebe Eltern, einen kleinen Exkurs in die Bindungsforschung an.

Sich verbinden und entdecken

Unter dem Begriff »Bindung« versteht man ein von Gefühlen getragenes Band, das eine Person zu einer anderen bestimmten Person knüpft und das sie über Raum und Zeit miteinander verbindet. Bindung ist für das Leben so grundlegend wie die Luft zum Atmen. Die emotionale Bindung sichert das Überleben und die Entwicklung des Säuglings. Der Ulmer Bindungsexperte Karl Heinz Brisch schreibt:

> » *Wenn Kinder und Jugendliche sichere Bindungserfahrungen machen, die von Feinfühligkeit, Respekt, Anerkennung, Unterstützung und Wertschätzung sowie von Hilfe in Notsituationen geprägt sind, wachsen sie in ihrer Persönlichkeit zu gesunden Menschen heran, die den Anforderungen des Lebens normalerweise gut gewachsen sind.* «[2]

Kinder haben, kaum dass sie auf der Welt sind, zwei grundlegende Bedürfnisse. Als Erstes: Sie wollen sich entwickeln und jeden Tag ein wenig über sich hinauswachsen, ein wenig mehr können, als sie am Tag zuvor konnten. Als Zweites wollen sie als soziale Wesen dazugehören, sie suchen Beziehung. Beides geht nur mit anderen Menschen. Abhängig davon, welche Erfahrungen sie in dieser Hinsicht mit ihren engsten Bezugspersonen in den ersten zwei bis drei Jahren machen, entwickeln sie Annahmen über sich selbst und über die Welt, die generell zu einem inneren Leitfaden werden. Diese Annahmen über die Welt und die Menschen (und sich selbst) sind zwar veränderbar, doch in Krisenzeiten wird dann doch auf die früh erfahrenen Muster zurückgegriffen. Welche Muster sind bekannt?

Erlebt ein Kind, dass feinfühlig auf seine Bedürfnisse eingegangen wird, entwickelt es eine sogenannte *sichere Bindung*. Feinfühligkeit bedeutet, dass die Bezugspersonen die Bedürfnisse des Kindes erkennen, richtig interpretieren und prompt auf die Bedürfnisse eingehen. Wenn ein Baby z. B. schreit, hat es immer einen Grund. Es könnte hungrig sein, es könnte frieren oder ihm ist zu warm, es könnte sich allein fühlen und Gesellschaft vermissen. Je häufiger ein Baby erlebt, dass seine Bedürfnisse richtig interpretiert werden und

2 Brisch, K. H. (2017): Bindung und emotionale Gewalt. Stuttgart (Klett-Cotta), S. 9.

dass auf diese Bedürfnisse zufriedenstellend eingegangen wird, kann es sein »Fenster der Toleranz« erweitern. Es kann nach anfänglicher Unruhe etwas warten, weil es erfahren hat, dass nach dem Schreien jemand kommt. Wenn es etwas größer ist und die Welt entdecken will (jeden Tag ein wenig mehr), hat es erfahren, dass im Zweifelsfall immer eine Bezugsperson als »sicherer Hafen« bereitsteht. Als Erwachsener kann dieser Mensch dann gut in Beziehungen leben, ebenso gut alleine Lebensaufgaben bewältigen und Neues wagen. Ein Mensch mit einem sicheren Bindungsmodell hat schon als Kind gelernt, seine negativen Affekte und auftretenden Stress in Zusammenarbeit mit empathischen Bezugspersonen sozial verträglich zu regulieren. Bei Traurigkeit oder Zorn wurde getröstet und eine Lösung angeboten. So kann er später um Hilfe bitten, wenn Probleme auftauchen. Forscher sprechen davon, dass ca. 50–60 % aller Menschen in westlichen Industrienationen »sicher gebunden« sind.

Eine *unsicher-vermeidende* Grundannahme liegt bei ungefähr 30–40 % aller Menschen vor. Sie haben erfahren, dass ihre Bedürfnisse nicht erfüllt wurden, dass zum allergrößten Teil ihrer Kindheit keine liebevollen und zuverlässig tröstenden Bezugspersonen zur Verfügung standen. Falls das für eine Zeit lang so geschah, vielleicht weil die Eltern zu sehr mit eigenen Problemen beschäftigt waren und nicht ausreichend Aufmerksamkeit für das Kind zeigen konnten, stellt das zwar eine ungünstige Phase dar. Doch bei grundsätzlich guter Versorgung kann die Zeit der Entbehrung später ausgeglichen werden. Ganz anders verhält es sich bei Menschen, die über lange Zeit sensible Bindungspersonen vermissen mussten und deshalb gelernt haben, dass sie sich nur auf sich selbst verlassen können. Sie werden früh selbstständig, können oft auch noch als Erwachsene in Beziehungen schwer Vertrauen entwickeln, trennen sich schnell wieder und erledigen am liebsten alles selbst. Sie brauchen scheinbar niemanden. Doch schlummert in ihnen eine tiefe Sehnsucht nach Beziehungen zu anderen Menschen, die sie allerdings selbst verhindern.

Die dritte Gruppe hat einen *unsicher-ambivalenten* Bindungsstil entwickelt (10–20 %). Diese Menschen hatten als Kinder Bezugspersonen, die sich manchmal genau so verhalten haben, wie das Kind es benötigte, sich dann aber aus für das Kind unverständlichen

Gründen abweisend verhalten haben oder überhaupt nicht zur Verfügung standen. Das Erkunden der Welt geriet schon in der Kindheit in den Hintergrund, bedeutsamer war die Frage, ob der Hafen nun heute sicher ist oder heute leider wieder überhaupt nicht. Diese Menschen sind im Erwachsenenleben sehr anhänglich in Beziehungen, erwarten meist jedoch totale Aufmerksamkeit und bestätigen sehr schnell, dass die Bemühungen des Gegenübers nicht ausreichen: »Ich brauche dich, aber was du für mich tust, ist nie genug.«

Die vierte Gruppe – und hier spricht man dann von einer Bindungsstörung – hat nicht nur keine ausreichende Feinfühligkeit erlebt, sondern ist von den Bezugspersonen traumatisiert worden. Das Leben als Kind war eine Abfolge von Ignoranz, körperlichen Misshandlungen und emotionalen Verletzungen. Diese Kinder erlebten eine unberechenbare Welt. Sie waren in großer Häufigkeit Unzulänglichkeit, Wutausbrüchen, Hilflosigkeit und Ängsten der Erwachsenen ausgesetzt. Manchmal erlebten sie zwischendurch unerwartete Episoden von Freundlichkeit und überschwänglichen Liebesbekundungen. Sie konnten nicht erfahren, anderen Menschen zu vertrauen oder auf die eigenen Fähigkeiten und den eigenen Wert zu bauen. Sie haben ein *desorganisiertes* Bindungsmodell entwickelt: »Ich habe keine Ahnung, was ich als Nächstes tue, denke oder fühle.« Diese Kinder zeigen ein widersprüchliches Verhalten zwischen der Suche nach Nähe, Vermeidung und Ignoranz gegenüber anderen Menschen, und dann wieder abrupte Zustände von Erstarrung. Die Häufigkeit wird mit 5–10 % angegeben.

In der klinischen Diagnostik fallen diese Menschen mit einer sogenannten komplexen posttraumatischen Belastungsstörung auf. Sie zeigen alle Symptome einer posttraumatischen Belastungsstörung. Zusätzlich zeigen sie Beeinträchtigungen bei der Regulation von Gefühlen, sind der Überzeugung, beschmutzt oder wertlos zu sein, und haben Schwierigkeiten dabei, anderen nahe zu sein, Beziehungen einzugehen oder aufrechtzuerhalten. Von früh auf war ihr Gehirn auf die Bewältigung von existenziellen Gefahren ausgerichtet. Für den ganz normalen Alltag sind sie nicht gut ausgerüstet.

Das Fenster der Toleranz

Forscher gehen davon aus, dass bei Menschen ein Bereich der optimalen Selbstwirksamkeit existiert, in dem sie bei der Bewältigung des Alltags nicht in Aufregung oder Erschöpfung geraten. Das ist das »Fenster der Toleranz«, in welchem sie die vielfachen Herausforderungen des täglichen Lebens meistern. Bei kleinen Menschen ist dieses Fenster noch relativ eng. Sie benötigen bei der Regulation ihrer Bedürfnisse und Emotionen andere Menschen, vorzugsweise die engsten Bezugspersonen. Wenn ein Kind schreit, signalisiert es also, dass es Unterstützung benötigt, um seine Gefühle oder körperlichen Bedürfnisse zu regulieren. Erlebt es feinfühlige Bindungspersonen, werden seine Zustände außerhalb des »Fensters der Toleranz« also zügig wieder ausbalanciert, entwickelt es Zuversicht in die Bindungspersonen und Geduld, wenn nicht sofort jemand erscheint. Mit zunehmendem Alter wird das »Fenster der Toleranz« größer. Das Kind entwickelt ein positives Selbstkonzept – »Ich bin liebenswert, und man kümmert sich um mich« – und die Fähigkeit zu Hoffnung und Optimismus: »Ich kann für mich sorgen, und die Welt ist gut.«

Kinder, die nicht nur wenig feinfühlige Bezugspersonen erleben, sondern von ihren Bindungspersonen Misshandlung oder Vernachlässigung erfahren, geraten außerhalb von Selbstwirksamkeit in Panik und Todesangst, die kaum auszuhalten ist. Die Rettung liegt im Totstellreflex, der bei Kindern die Form von Erschöpfungsschlaf annimmt. Wer nun immer wieder diese beiden Zustände erlebt, Panik und Totstellreflex, entwickelt kein positives Selbstkonzept und keinen Optimismus. In extremer Form wird das »Fenster der Toleranz« enger. Bisher erreichte Entwicklungsschritte gehen verloren, schon bei geringsten Belastungen wird Hilfe von außen benötigt. Langfristig kann aber eine Öffnung des Fensters erfolgen, wenn die Kinder Wertschätzung erfahren und sich selbst wieder als wertvoll und kompetent erleben.

Das Gehirn in der Hand

Bisher war die Rede davon, wie ein äußeres Ereignis auf das Kind wirkt und welche Faktoren eine Verarbeitung dessen leichter oder schwerer machen. Was aber geht im Inneren des Menschen, in seinem Gehirn und in seinem Körper während eines bedrohlichen Ereignisses vor sich?

Schauen wir uns zunächst die unterschiedlichen Bereiche des Gehirnes an. Man kann drei Regionen unterscheiden: das Stammhirn, das Mittelhirn (limbisches System) und die Großhirnrinde (Neokortex). Damit es etwas anschaulicher wird, wie das Gehirn aufgebaut ist, schlage ich Ihnen ein kleines Experiment vor.

Halten Sie eine Hand so, dass Sie die Handfläche, den Daumen und die Finger von unten sehen. Nun legen Sie den Daumen quer zur Handfläche und nehmen Sie den Daumen der anderen Hand dazu, sodass sich die beiden Daumenspitzen in der Mitte begegnen. Jetzt müsste es einfach sein, die vier restlichen Finger der ersten Hand über die beiden Daumen zu legen. Kaum zu glauben, aber jetzt haben Sie ein ziemlich gutes Modell Ihres Gehirns in der Hand, in jeder Hinsicht.

Die Handfläche symbolisiert das *Stammhirn*. Das Stammhirn ist schon vor unserer Geburt aktiv. Es reguliert die wichtigsten Lebensfunktionen des Menschen: Atmung, Blutdruck, Herzfrequenz, Verdauung. Das Stammhirn funktioniert Tag und Nacht, ob wir schlafen oder aktiv sind. Wir nehmen zum allergrößten Teil keinen Einfluss auf diese Funktionen, keiner überlegt »Soll ich jetzt atmen oder kümmere ich mich lieber um meinen Herzschlag?«. Das Stammhirn funktioniert autonom. Weil Reptilien ausschließlich mit einem Stammhirn ausgestattet sind, wird dieser Teil auch Reptiliengehirn genannt.

Die zweite Ebene, in unserem Modell die beiden Daumen, wird *limbisches System* genannt. Es sitzt in der Mitte und heißt daher auch Mittelhirn. Die beiden Daumenspitzen stellen die Amygdala dar, die Mandelkerne (eigentlich Amygdalae). Hier ist unser überlebenswichtiges Alarmsystem eingerichtet, unser Rauch- oder Feuermelder. In offensichtlich ungefährlichen Situationen bleibt es ruhig. In gefährlichen Situationen schlägt die Amygdala Alarm, setzt eine Reihe von Notfallschaltungen in Gang und sorgt dafür, dass ihr Nachbar, Hippocampus, seine Aufgabe nicht erfüllen kann. Der Hippocampus funktioniert als automatischer Archivar. Dieser Teil des limbischen Systems sorgt dafür, dass Informationen, die wichtig sind, auf nächsthöherer Ebene gespeichert werden. Wird er allerdings in seiner Aktivität gebremst (wie beispielsweise in einem Notfall), kann er nicht wie üblich Informationen in die Bibliothek schaffen. Das limbische System, dessen wichtigste Teile Amygdala und Hippocampus sind, wird auch Säugetiergehirn genannt, da alle Säugetiere damit ausgestattet sind. Die Amygdala ist ab dem 6. Schwangerschaftsmonat voll funktionsfähig, also schon im Mutterleib.

Die dritte Ebene des Gehirns wird in unserem Modell von den vier Fingern dargestellt, die die Daumen umschließen. Hier befindet sich der *Neokortex*, die Großhirnrinde. Hier finden die kognitiven Prozesse, Analysen von Situationen und Entscheidungen statt. Hier organisieren unsere bewussten Gedanken unsere Vorstellungskraft und unser Mitgefühl. Dieser Gehirnteil ist unser »Professoren-Gehirn«, zuständig für Kosten-Nutzen-Analysen, bewusstes Erleben, Denken, willkürliche Bewegungen, Sprache, Handlungsplanung und Impulskontrolle. Hier werden auch episodische Erinnerungen gespeichert, nicht immer zuverlässig. Es wäre wunderbar, wenn Menschen schon mit einem perfekt funktionierenden Neokortex auf die Welt kommen würden, doch die Natur hat logischerweise vorgesehen, dass sich dieser Teil des Gehirns nach der Geburt so entwickelt, wie es für den kindlichen »Gehirneigentümer« für sein Überleben am günstigsten ist. Die Hirnforscher sprechen von der nutzungsbedingten Strukturierung der Großhirnrinde. Wofür sie am intensivsten benutzt wird, dafür spezialisiert sie sich.

Unser Gehirn ist ein soziales Organ, das den ständigen Austausch mit anderen Gehirnen benötigt. Unsere Abhängigkeit von anderen kann zu Freude und Verbundenheit führen oder auch zu Spannungen und Dysfunktionen. Wenn die Nutzung des Gehirns mit positiven Emotionen verbunden ist, wirkt das wie Dünger für das Wachstum des Gehirns, nicht nur im Kindesalter, sondern das ganze Leben lang. Wenn die Nutzung mit Angst und Schrecken verbunden ist – auch das sind Emotionen –, wird das Kind Spezialist für die

Anwendung von Notfall-Reaktionen. Es kann dann ganz besonders schnell mit Flucht, Kampf, Erstarrung oder Unterwerfung reagieren.

> Man kann sich als Bild vorstellen, dass in unserem Inneren eine Eidechse, eine Katze und ein kluger Professor einen Weg der Koexistenz gefunden haben und miteinander kooperieren. Doch in extrem gefährlichen Situationen übernimmt die Katze mit der Eidechse die Führung. Wenn es ums Überleben geht, sind keine wohlüberlegten Lösungen brauchbar, sondern blitzschnell einsetzende Reflexe und Instinkte. Dem Professor wird eine Betriebspause verordnet.

Körperliche Stressreaktionen

In Situationen von Angst und Gefahr schüttet der Körper zuallererst das Bindungshormon Oxytocin aus. Der kleine Mensch sucht nach jemandem, der ihn aus der Gefahrenzone befreit. Geburt, Stillvorgänge und Kuschelsituationen bringen wahre Kaskaden von Oxytocin hervor, sie bewirken Bindung. Und in größter Gefahr »aus heiterem Himmel« suchen Menschen unwillkürlich andere Menschen und rufen nach ihnen. Kleine Kinder schreien, Erwachsene rufen um Hilfe. In der traumatischen Situation ist man jedoch mutterseelenallein, und zwei andere Hormone werden bereitgestellt: Adrenalin und Noradrenalin. Sie machen uns flucht- und kampfbereit. Die zusätzliche Ausschüttung des Stresshormons Cortisol bewirkt eine Unempfindlichkeit des Körpers und fördert einen energiereichen Stoffwechsel. Der Körper fühlt sich durch die Bereitstellung der Blutzuckerreserven putzmunter an, die Sinne sind aufs Äußerste geschärft. Das Herz pumpt mit kräftigen Schlägen Energie in die Beine und Arme, die Pupillen verengen sich, damit wir besser sehen. Kann ein Mensch gegen die Bedrohung ankämpfen oder vor ihr entweichen, haben die Notfall-Reaktionen zum Erfolg geführt. Ist das jedoch nicht möglich, was ja bei Kindern häufig der Fall ist, folgt die Reaktion des Erstarrens. In diesem Moment bewirkt die Amygdala beim Hippocampus Inaktivität, sodass der kühle Speicher der Großhirnrinde und auch das dort befindliche Broca-Sprachzentrum kaum Informationen bekommen. Es »fehlen einem die Worte«, man ist »sprachlos vor Schreck«. Alle Reaktionen geschehen in einem Tempo von Bruchteilen von Hundertstelsekunden. Das limbische System reagiert sehr viel schneller als das »bedächtige« Großhirn.

Die Amygdala setzt nicht nur die Notfall-Reaktionen in Gang, sondern übernimmt noch eine andere Aufgabe, wenn die Großhirnrinde zu Inaktivität aufgefordert wird. Die Amygdala speichert Anblicke, Geräusche, Gerüche oder andere Bruchstücke der bedrohlichen Situation. Das ist ganz sinnvoll. Falls etwas Ähnliches noch einmal passiert, kann die Amygdala als Frühwarnsystem dienen und dazu verhelfen, dass Betroffene sich vielleicht etwas früher durch Flucht in Sicherheit bringen können. Doch wie wir wissen, ist die Amygdala manchmal etwas übereifrig, je nachdem wie intensiv die Bedrohung erlebt worden ist. Das Wasserplätschern im Flüchtlingsbeispiel veranschaulicht das: Die Amygdala macht keinen Unterschied, welche Gesamtsituation mit dem Wasserplätschern verbunden ist. Ob auf dem Schlauchboot im Mittelmeer, beim Auswaschen eines Hemdes in einem Waschbecken oder bei den Wellen eines Hallenbades. Wasserplätschern ist gefährlich. So wird das perfekte Frühwarnsystem zum Hindernis im Alltag. Eine veraltete Überzeugung bestand darin, dass Kinder unter drei Jahren keine Erinnerung an intensive emotionale oder körperliche Bedrohungen hätten, da sich ihr Gehirn ja noch nicht so weit entwickelt habe, dass eine kognitive Erinnerung möglich sei. Heute wissen wir, dass schon kleine Kinder ein Körpergedächtnis besitzen, welches eng mit der Amygdala verbunden ist. Der Körper merkt sich alles und ist in der Lage, sich zu erinnern.

Zurück zu den Notfall-Reaktionen des Körpers. Dauert die Gefahr längere Zeit an oder kehrt sie immer wieder, kann sich noch eine andere Reaktion einstellen: die Unterwerfung, der Totstellreflex. Die beste Möglichkeit, eine lang anhaltende oder wiederholte Bedrohung emotional zu überleben, besteht darin, sie nicht wahrzunehmen. Der Blutdruck sinkt ab, ein verminderter Herzschlag bewirkt ein Erschlaffen der Muskeln, die Schmerzunempfindlichkeit ist perfekt, die biografische Raum-Zeit-Orientierung setzt aus. Manche funktionieren dann wie Roboter. Ein Beispiel wäre die kleine Kathy, die immer wieder sexuelle Gewalt erlebt.

In dem Moment, als der Stiefvater **KATHY** an der Schulter berührt und sagt: »Zeig mir mal, ob dein Zimmer aufgeräumt ist«, steht sie roboterhaft auf und folgt ihm in ihr Zimmer. Blitzartig stellt sich bei ihr eine Ahnung davon ein, dass dort in ihrem Zimmer wieder etwas Schreckliches mit ihr geschieht, dem sie nicht entfliehen kann und demgegenüber Gegenwehr völlig zwecklos ist. Später als Erwachsene wird sie vielleicht sagen, dass es ihr vorkommt, als habe sie damals aus sicherer Entfernung zugeschaut, wie da ein Mann mit einem Mädchen etwas Schlimmes gemacht habe. Doch als kleine Kathy hat sie instinktiv ihre Wahrnehmung abgeschaltet, nur ihr Körper erinnert sich. Eine Zeit später sitzt sie wieder am Küchentisch und macht ihre Schularbeiten. In der Schule kommt die Lehrerin auf sie zu, berührt ihre Schulter und sagt: »Zeig mir mal deine Rechenaufgaben.« Verwundert erlebt sie urplötzlich eine Kathy, die wie abwesend aus dem Fenster guckt und ihr Heft nicht hervorholt. Beim Elternsprechtag erzählt die Lehrerin der Mutter, dass sie die kleine Kathy wirklich sehr mag, doch das Mädchen sei oft so verträumt.

An diesem Beispiel wird deutlich, dass einige Kinder, wenn sie durch ein Trauma-Fragment an die ursprüngliche Bedrohung erinnert werden, erneut die Stressreaktionen zeigen, die sie schon oft angewandt haben. Sie haben eine sensibilisierte Amygdala, die schon bei kleinsten Hinweisen die Notfall-Reaktionen abspult. Hierbei ist nicht allein die Amygdala beteiligt, sondern alle Hirnareale, die durch häufig erlittenen traumatischen Stress strukturiert worden sind und dazu beitragen, dass die Kinder zu tapferen kleinen Überlebenden des Überlebenskampfes im Alltag geworden sind. Diese Kinder sind allerdings nicht gut für vertrauensvolle Beziehungen zu anderen Menschen, für sozialverträgliche Steuerung von Impulsen und für eine angemessene Einschätzung des eigenen Selbstwertes ausgerüstet. Sie werden richtig gut darin, Gefahrenmomente zu erspüren, auch wenn weit und breit keine Gefahr droht. Sie werden richtig gut darin, sich zu schützen, auch wenn sie dadurch keine engen Beziehungen entwickeln können. Wer lange Zeit schlecht behandelt wurde, erwartet auch weiterhin schlechte Behandlung.

Der gute Grund im Dort und Damals

Nimmt man die Aussagen über die Entwicklung des Gehirns ernst und glaubt daran, dass die erlebte Vergangenheit Erklärungen für auffälliges Verhalten in der Gegenwart geben kann, hätten viele Verhaltensweisen von Kindern und Jugendlichen, die uns merkwürdig oder bizarr erscheinen, einen guten Grund, wenn bekannt ist, dass das Kind ein oder mehrere Trauma erlitten hat. Der gute Grund läge dann aber nicht in der Gegenwart, sondern in der Vergangenheit, im Dort und Damals. Vielleicht hat dieses Verhalten in der Vergangenheit sogar dazu verholfen, traumatische Situationen zu überleben, tatsächlich oder emotional. Doch in der Gegenwart führt dasselbe Verhalten eher dazu, dass für das Kind die Probleme tagtäglich anwachsen. Das Kind stiehlt, schwänzt die Schule, verhaut andere Kinder, vermeidet Kontakte, träumt vor sich hin, schlägt mit dem Kopf gegen die Wand, schreit andere an oder ritzt sich mit einer Schere den Arm. Keiner will mit dem Kind zu tun haben, es wechselt monatlich zwischen pädagogischer Wohngruppe und Kinder- und Jugendpsychiatrie. Vielleicht kann dieser Drehtür-Effekt gestoppt werden, wenn der gute Grund für dieses Verhalten erkannt wird und dann Bezugspersonen anders darauf reagieren. Meist wird eine noch so empathisch vorgetragene Aufforderung oder Bitte, dieses Verhalten zu stoppen, »weil es nichts bringt«, nicht erfolgreich sein.

Durch die Trauma-Brille betrachtet, gibt es mindestens drei mögliche gute Gründe für Verhalten, das in der Gegenwart keinen Sinn ergibt und einen geregelten Alltag schwer macht:

1) Es könnte sein, dass dasselbe Verhalten angewandt wird, das in den traumatischen Situationen erfolgreich war, um die damalige Bedrohung zu bewältigen. Wenn Fortlaufen von der jähzornigen Mutter geholfen hat, wenn Abschalten (Dissoziation) gegenüber dem übergriffigen Onkel hilfreich war, wenn heftiges Essen nach erlittener Bedrohung, Beschimpfung oder Ausgrenzung gegen die emotionalen Schmerzen geholfen hat, dann werden diese Verhaltensweisen immer wieder angewandt. Wenn man sich schon als Kind um sich selbst kümmern musste, sorgt man als Jugendliche vielleicht auch für sich selbst – legal oder illegal.

Neuronal gebahnt werden diese Verhaltensweisen zu Anteilen der Persönlichkeit.

2) Es könnte aber auch sein, dass ein Verhalten in der traumatischen Situation nicht möglich war, doch zum jetzigen Zeitpunkt. Hier wird zur Veranschaulichung gern das Bild eines Spätzünders verwendet. Wer jahrelang unter Hunger zu leiden hatte, versteckt jetzt vielleicht Nahrungsmittel unter dem Bett, selbst wenn heute ausreichend Nahrungsmittel zur Verfügung stehen. Wer jahrelang geschlagen wurde und sich nicht wehren konnte, schlägt jetzt vielleicht aus einer gespeicherten Mordswut auf andere ein oder zerstört das Mobiliar seines Zimmers. Oft genug angewandt wird dieses Verhalten Teil der Persönlichkeit.

3) Ein guter Grund könnte auch in der Trauma-Kompensation liegen. Wenn man »angetriggert« wird, entstehen so schreckliche Gefühle von Panik und Horror, dass es erforderlich ist, ein Gegengewicht dazu zu produzieren, um emotional wieder im Hier und Jetzt zu landen. Mit dem Kopf gegen die Wand schlagen, sich die Haut aufritzen (»Blut tut gut«), sich die Haare ausreißen, sich selbst schlagen, maßloses Essen und anschließendes Erbrechen, exzessiver Sport, Konsum von Alkohol, all dies sind hervorragende Möglichkeiten, den Emotionen des »Dort und Damals« zu entkommen bzw. sich selbst in der Gegenwart zu spüren. Auch hier gilt: Wenn diese Verhaltensweisen häufig genug angewandt werden, werden sie durch Gewohnheit zu Persönlichkeitsanteilen.

Die nutzungsbedingte Strukturierung des Gehirns und die Auswirkungen sind sehr anschaulich im Talmud, einem bedeutenden Schriftwerk des Judentums, beschrieben:

> » *Achte auf deine Gedanken, denn sie werden Worte. Achte auf deine Worte, denn sie werden Handlungen. Acht auf deine Handlungen, denn sie werden Gewohnheiten. Achte auf deine Gewohnheiten, denn sie werden dein Charakter. Achte auf deinen Charakter, denn er wird dein Schicksal.* «

Die beschriebenen Aktionen – bewährte Bewältigungsmuster, angesammelte Wut und neue Muster als Gegengewicht zu schrecklichen Gefühlen – sind in der Gegenwart natürlich nur im ersten Anlauf sinnvoll. Längerfristig ruinieren sie einem den Alltag. Obwohl sie als passende Antwort auf Bedrohungen entwickelt worden sind, also im Dort und Damals als Ressource zur Verfügung standen, fühlen sie sich heute »verrückt« an. Sie haben ihren passenden Platz in der Vergangenheit verlassen und können heute als Verhaltenspannen kaum gesteuert werden. Sie passieren einfach so.

Kinder mit traumatisierten Eltern

Nicht nur Kinder und Jugendliche verhalten sich manchmal merkwürdig. Es kann sein, dass auch Erwachsene unter Traumafolgestörungen leiden. Wenn Kinder mit Eltern zusammenleben, die ein oder mehrere Traumata zu verkraften haben, verstehen sie oft nicht, warum sich die Eltern so verhalten. Hier einige Beispiele:

FLASHBACKS

SVENS Vater ist Polizist. Manchmal erlebt der Junge, wie der Vater zu Hause völlig abwesend ist. Er kann nicht verstehen, dass dem Vater Bilder von einem schrecklichen Einsatz immer wieder durch den Kopf gehen oder sogar als lebendige Erinnerung wie in einem Film erscheinen. Sven denkt vielleicht, sein Vater spricht nicht mehr mit ihm, weil er in Mathe eine schlechte Zensur nach Hause gebracht hat. Sven hat manchmal Angst um seinen Vater, oft aber auch, dass der Vater nicht mehr mit ihm spielt. Manchmal verschwindet sein Vater plötzlich im Keller und kommt nicht mehr zum Gute-Nacht-Sagen.

VERMEIDUNG

GRETA ist 6 Jahre alt. Sie kommt bald in die Schule. Am nächsten Samstag findet in der Kindertagesstätte ein gemeinsamer Nachmittag mit den Eltern statt. Die Kinder haben ein kleines Theaterstück geprobt und Greta möchte, dass ihre Mutter dann in die Kita kommt und sieht, was die Kinder aufführen. Greta hat fast schon erwartet, dass die Mutter absagt, wie so oft. »Ach, du weißt doch, dass es mir nicht gut geht, wenn ich mit so vielen Menschen irgendwo etwas machen soll. Ich bleibe zu Hause.« Greta kennt das schon und hat Verständnis für die Mutter. Doch tief drinnen denkt sie, dass ihre eigenen Gefühle doch nicht so wichtig sind und die Mutter eigentlich kein Interesse an ihr hat. Das macht sie traurig.

GEFÜHL VON BEDROHUNG

JENNIFER kommt aus der Schule und benötigt Hilfe bei den Hausaufgaben. Sie fragt ihren Vater, der eigentlich dafür Zeit haben könnte. Aber der Vater ist mal wieder plötzlich so aufgebracht und schreit: »Ach, lass mich doch in Ruhe mit deinen blöden Hausaufgaben! Die Lehrer sollen das mal richtig erklären. Da musst du nicht alle naselang angeschissen kommen.« Ja, das kennt sie schon, der Vater fährt immer mal wieder urplötzlich aus der Haut. Jennifer weiß nicht, dass der Vater sich durch plötzliche Anforderungen manchmal bedroht fühlt und seine Emotionen nicht gut steuern kann, sondern sie denkt, dass er sie eigentlich nicht mag.

Alle drei Kinder werden durch die geschilderten Situationen nicht traumatisiert. Doch sie haben es schwer, mit Flashbacks, Vermeidungsverhalten und Übererregung ihrer Eltern umzugehen. Manchmal verhalten sie sich dann anderen gegenüber, wie sie es selbst bei den Eltern erlebt haben. Das könnte ein Versuch sein, durch Nachahmung zu verstehen, was da eigentlich zu Hause passiert. Andere Kinder zeigen sich besonders fürsorglich gegenüber den Eltern, um sie zu beschwichtigen oder um ihre Aufmerksamkeit zu erlangen. Alle drei Familiensituationen können zu dauerhaften Ängsten und Sorgen führen. Doch zurück zu den Auswirkungen tatsächlicher schwerer Traumatisierungen bei Kindern und Jugendlichen.

Langzeitauswirkungen

Chronischer traumatischer Stress kann nicht nur die Persönlichkeitsentwicklung beeinflussen, sondern auch zur Beeinträchtigung des Immunsystems führen und dadurch neben anderen Faktoren lebenslang auf Gesundheit und Krankheit einwirken. In einer amerikanischen Studie aus dem Jahr 1997 mit 17.337 Erwachsenen wurde nachgewiesen, dass Erlebnisse wie frühe Verluste von Bindungspersonen, Suchterkrankungen oder psychiatrische Erkrankungen bei den Eltern, fortlaufende Demütigung und Entwertung, körperliche und sexuelle Gewalt sowie chronische Vernachlässigung zu einer dauerhaften Schädigung des Immunsystems und gesundheitsschädlicher Lebensführung führten. Ein höheres Risiko für Krebs, koronare Herzerkrankung, chronisch beeinträchtigte Lungenfunktion (COPD), Diabetes und Schlaganfall war die Folge. In einigen Staaten wurde die Studie fortgesetzt. Diese Folgestudien bestätigten die Ergebnisse der ersten Studie von 1997. Für Deutschland stellen die Autoren der Traumafolgekostenstudie fest:

> »*Traumatisierung in Kindheit/Jugend stellt eine unter mehreren Einflussgrößen in einem biopsychosozialen Modell dar, die das Risiko, eine bestimmte Krankheit oder Störung zu erleiden, messbar erhöht.*«[3]

Andere Forschungsgruppen in den USA und in Deutschland legen Ergebnisse vor, wie traumabedingte Affektregulationsstörungen von einer Generation zur nächsten weitergegeben werden. Schwangere Frauen, die in den letzten drei Monaten vor der Geburt traumatisiert werden – sei es durch Gewalt oder überwältigende Trauererfahrungen –, bewirken durch die eigene Ausschüttung von Stresshormonen eine Stress-Sensibilität beim ungeborenen Baby in ihrem Leib. Das Kind kommt dann unter Umständen mit einer besonderen Unruhe auf die Welt. In einigen Fällen kann die Mutter nach der Geburt auch nicht ausreichend als zuverlässige Bindungsperson zur Verfügung stehen.

Ein neues Forschungsgebiet ist die *Epigenetik*, die Untersuchung von Veränderungen der Erbinformationen durch äußere Einflüsse. Man vermutet, dass bei fortgesetzter Gewalt in der frühen Kindheit ein besonders störanfälliges Stressverarbeitungssystem entsteht, angemessene Reaktionen auf Stress werden unwahrscheinlicher.

---

3 Habetha, S., S. Bleich, J. Fegert et al. (2012): Deutsche Traumafolgekostenstudie. Institut für Gesundheits-System-Forschung GmbH Kiel und Kinder- und Jugendpsychiatrie/Psychotherapie des Universitätsklinikum Ulm, Schriftenreihe Band III.

Betroffene Menschen geraten im Erwachsenenalter schon bei geringen Belastungen schnell aus dem Gleichgewicht. Diese Veränderung auf Gen-Ebene kann an die nachfolgende Generation vererbt werden.

Das sind die schlechten Nachrichten. Und nun die gute Nachricht: Alle Beeinträchtigungen sind veränderbar. Es erfordert aber Zeit und Geduld. Es bestehen also ausreichend Gründe, bei Kindern so bald und so gut wie möglich traumatisierende Situationen zu beenden und ihnen eine Entwicklung zu ermöglichen, die die Traumafolgen in den Hintergrund rücken lassen. Dazu erhalten Sie im nächsten Kapitel viele Anregungen.

3 POSTTRAUMATISCHE BELASTUNG LÖSEN

Auftakt

In den letzten beiden Kapiteln haben Sie erfahren, welche Bedeutung Traumata haben können, welche Folgen kurzfristig oder langfristig auftreten können und was das alles mit dem menschlichen Gehirn und dem menschlichen Körper zu tun hat. Noch einmal: Alle Menschen sind unterschiedlich, und das gilt auch für Kinder und Jugendliche. Nicht bei jedem führt ein Trauma zu chronischen Folgestörungen, und nicht alles, was an dem Verhalten eines Kindes problematisch erscheint, muss die Folge eines Traumas sein. Ein Verhalten entwickelt sich in vielen unterschiedlichen Zusammenhängen. Wenn ich in diesem Kapitel einige Möglichkeiten darstelle, wie man im Alltag mit Folgen von Traumatisierungen bei Kindern und Jugendlichen umgehen kann, handelt es sich hierbei nicht um Maßnahmen, die für alle und für jede Situation hilfreich sein müssen.

Weil Kinder und Jugendliche unterschiedlich sind, ist auch das, was ihnen hilft, höchst unterschiedlich. Was für den einen genau das Richtige ist, mag für jemand anderen merkwürdig, unpassend oder schlicht blöd erscheinen. Andererseits sind ja auch Eltern unterschiedlich. Diesen kann es in der Einschätzung der vorgestellten Einflussmöglichkeiten ähnlich gehen. Eine Intervention hört sich für Sie genau passend zum eigenen Umgang und Erziehungsstil an, eine andere erscheint Ihnen vielleicht völlig unpassend und das Gegenteil des eigenen Stils. Versuchen Sie einfach, die dargestellten Interventionen wie eine Reihe von Farben auf einer Palette zu betrachten. Wählen Sie die Farben, die für Sie passen und von denen Sie vermuten, dass sie für das betroffene Kind angemessen sein könnten. Sie kennen das Kind am besten und Sie kennen sich selbst am besten. Sie entscheiden.

Entwicklung ist abhängig von Schutz- und Risikofaktoren. Auch wenn in den vorherigen Kapiteln mehr von den Risikofaktoren die Rede war, haben die vorherigen Ausführungen vielleicht ein wenig vom Verhalten, den Äußerungen und den Gedanken des betroffenen Kindes in einem anderen Licht erscheinen lassen, sodass Sie ein neues Verständnis davon gewonnen haben und etwas gelassener damit umgehen können. Oder es macht Sie, trotz all dem hinzugewonnenen Verständnis, in der akuten Situation nach wie vor ohnmächtig, traurig oder sogar zornig. Da hilft nur – wie wir es manchmal den Kindern empfehlen –, innerlich durch langsames »Bis-drei-Zählen« oder sogar äußerlich Abstand zu überschießenden Gefühlen zu bekommen. Oft hilft ein Gespräch mit einem anderen Erwachsenen, um wieder »runterzukommen«. Es ist eine Herausforderung, immer überlegt und positiv auf das betroffene Kind einzugehen und dabei zugewandt und freundlich zu bleiben. Manchmal braucht man einfach eine Pause.

Eine kleine Geschichte: Zwei Mäuse wollten auf Wanderschaft gehen. Sie packten ihre Bündel und marschierten los. Eine Maus ging etwas schneller, die andere trödelte. Schließlich drehte sich die schnellere Maus um und sah, wie die andere Maus von einer Katze gepackt wurde. Da rief die vordere Maus: »Nun lass endlich die Katze los! Wir haben Besseres zu tun.«

Und die Moral von der Geschichte. Weit ab von Not und Gefahr rät sich meist wunderbar.

So geht es Ihnen vielleicht auch manchmal, Außenstehende haben viele gute Ratschläge, die Ihnen in der Situation doch nicht weiterhelfen. Wählen Sie selbst aus, welche der in diesem Kapitel zu lesenden Ideen hilfreich erscheinen, und probieren Sie etwas davon aus. Jeder Versuch, etwas an Ihrer Familien- und Lebenssituation zu verändern, ist ein kleines Experiment. Manche Experimente gelingen, dann hat man eine neue Richtung herausgefunden. Wenn ein Experiment nicht gelingt, hat man herausgefunden, welches nicht der passende Weg ist. Oft hat man ja keinen Einfluss auf andere. Man kann nur sein eigenes Verhalten verändern, denn darauf hat man Einfluss, und man kann hoffen, dass das bei anderen etwas bewirkt. »Das Gras wächst nicht schneller, wenn man daran zieht«, sagt man in Afrika. Doch es wächst. Ab jetzt geht es um Wachstumsbedingungen, um Schutzfaktoren und Kraftquellen.

Was brauchen traumatisierte Kinder?

Lange Zeit haben die Wissenschaftler vermutet, dass es nach einem Trauma hilfreich wäre, sich schnell mit dem bedrohlichen Ereignis auseinanderzusetzen und es dadurch zu bewältigen. Wer vom Pferd fällt, sollte sofort wieder aufs Pferd. Heute gilt, dass jeder Mensch selbst entscheiden sollte, wann es Zeit ist, sich mit dem Geschehenen auseinanderzusetzen, und wann eine Verschnaufpause wichtiger ist. Auch für die Bewältigung von Monotraumata gilt es, klug zu entscheiden, ob für eine Genesung eine Pause oder ein mutiges »Weiter so« gut wäre. Abgesehen davon, dass die sogenannte Aufarbeitung von Traumata sich gerade bei kleinen Kindern schwierig gestalten kann, raten erfahrene Fachleute bei traumatisierten Kindern und Jugendlichen, dass nach dem Aufbau von äußerer Sicherheit zunächst Maßnahmen erforderlich sind, die auf die Psyche stabilisierend wirken, besonders nach Bindungstraumata. Häufig haben die Betroffenen geringes Vertrauen in gute Absichten von anderen Menschen und ebenso geringes Vertrauen in die eigenen Fähigkeiten und den eigenen Wert.

Was bedeutet äußere Sicherheit? Zunächst heißt das die absolute Beendigung von traumatischen Erfahrungen, also das Ende von Gewalt, Erniedrigung und Vernachlässigung. Zusätzlich sollten auch die grundsätzlichsten Bedürfnisse von jungen Menschen zufriedengestellt werden: ein Dach über dem Kopf, ein fester Schlafplatz, ausreichend Nahrung und angemessene Kleidung. Dazu gehört auch die körperliche Gesundheit. Wenn sich der Körper (noch) nicht erholt hat, kann sich die Seele auch nicht erholen. Je jünger die Kinder sind, umso dringender benötigen sie auch soziale Sicherheit, in sozialen Bezügen eingebunden zu sein und durch zuverlässige Bezugspersonen betreut zu werden. Bruce Perry und Mara Szalavitz schreiben dazu:

> »*Auf welche Weise Kinder ein Trauma körperlich, emotional oder psychologisch letztendlich überleben, hängt maßgeblich davon ab, ob die Menschen in ihrer Umgebung – vor allem die Erwachsenen, auf die sie vertrauen und sich verlassen können sollten – ihnen mit Liebe, Unterstützung und Ermutigung beistehen.*«[4]

In den meisten Fällen ist es das Günstigste, wenn die Familie, in der sie gewohnt sind zu leben, diese Sicherheit für sie bieten kann. Wenn ein Kind außerhalb der Familie traumatisiert worden ist, sollte es bei seinen Eltern oder mit anderen Menschen, mit denen es zusammenlebt, den »sicheren Hafen« vorfinden, der Ruhe und Erholung bietet. Es gibt auch Situationen, in denen die Bezugspersonen ebenfalls Hilfe benötigen, mit eigenen Schockerlebnissen umzugehen, nachdem sie erfahren haben, was dem Kind geschehen ist. Oft gelingt dies mit professioneller Unterstützung, z. B. in einer Beratungsstelle.

In anderen Fällen ist es erforderlich, dass ein Kind außerhalb der Familie Sicherheit und Beziehungsangebote erfährt, zumindest bis sich die Situation in der Herkunftsfamilie stabilisiert hat. Dann bedeutet Stabilisierung zweierlei: Hilfe zur Selbsthilfe in der Familie und für das Kind, außerhalb der Familie zu neuen Kräften zu

4 Perry, B. u. M. Szalavitz (2009): Der Junge, der wie ein Hund gehalten wurde. Was traumatisierte Kinder uns über Leid, Liebe und Heilung lehren können. München (Kösel), S. 16.

gelangen. Auch wenn man sich wünscht, dass das alles ganz schnell vonstatten geht, benötigt es Zeit und die Mitwirkung aller Beteiligten. Ob zur äußeren Sicherheit für das Kind bei Unterbringung in einer Pflegefamilie auch gehört, Kontakte zur Herkunftsfamilie eine Zeitlang zu stoppen, muss im Einzelfall entschieden werden (mehr dazu im Absatz »Kontakte mit den Eltern«).

Nach einem Monotrauma

Wie nach jedem Trauma braucht ein Kind nach einem Monotrauma zuallererst – wie schon gesagt – Sicherheit und ein vertrauensvolles Verhältnis zu mindestens einer Bezugsperson. Darüber hinaus können dann folgende Maßnahmen dazu verhelfen, dass das Kind sich erholt:

1) Sorgen Sie für einen regelmäßigen, vorhersehbaren Tagesablauf, d. h. für feste Zeiten:

   Aufstehzeit, Schulzeit, Mahlzeiten, Zeit für die Schularbeiten, Zeit fürs Spielen, Bettgehzeiten usw. Falls Veränderungen notwendig sind, geben Sie dem Kind vorher Bescheid.

   Ziel: Das Kind bekommt Vertrauen in die Vorhersagbarkeit des Alltages und entwickelt Vertrauen in die Zukunft.

Ein Beispiel:

> Ein Kind wurde von einem Kampfhund gebissen. Die Mutter bekam u. a. den Vorschlag, feste Zeiten für gemeinsame Mahlzeiten zu installieren. Sie fand diesen Vorschlag nicht passend. So eine Familie seien sie nicht, der Kühlschrank sei immer gefüllt und jeder könne sich etwas nehmen, wann immer sich der Hunger melde. Der Berater nutzte das Bild eines gebrochenen Beines. Da bräuchte man ja auch zunächst Gips, damit das Bein heilen könnte. Feste Zeitstrukturen seien jetzt so etwas wie Gips für die Seele. Die Mutter verstand diesen Hinweis. Später, als längst keine Traumafolgen mehr zu spüren waren, behielt sie die gemeinsamen Mahlzeiten bei. Es hätte allen so viel Freude bereitet.

2) Seien Sie freundlich und warmherzig, aber auf eine angemessene Weise. Wenn das Kind danach verlangt, nehmen Sie es in den Arm und sind zärtlich zu ihm. Aber unterbrechen Sie nicht das Spiel des Kindes, um es in den Arm zu nehmen.

   Ziel: Traumatisierte Kinder benötigen – eigentlich wie alle Kinder – zum einen Zeit für sich allein und zum anderen Unterstützung von anderen, aber in einem Rhythmus, den sie selbst bestimmen.

   Hinweis: Es ist sehr interessant, dass Kinder – im Gegensatz zu Erwachsenen – oft nur ein Gefühl zur selben Zeit haben können. Sie spielen vergnügt vor sich hin, scheinbar völlig sorglos, springen plötzlich weinend auf und wollen getröstet werden. Kurz darauf fahren sie mit ihrem Spiel fort, als sei nichts gewesen. Wir Erwachsene können durchaus zwei unterschiedliche Gefühle parallel zueinander empfinden.

3) Besprechen Sie Ihre Erwartungen an das Verhalten des Kindes und die Konsequenzen auf Fehlverhalten: Stellen Sie klare Regeln auf und nutzen Sie Belohnungen, wenn Regeln eingehalten werden.

   Ziel: Das Kind muss wieder erfahren, dass angekündigte Dinge eintreffen und dass es sich darauf verlassen kann, was Erwachsene sagen.

   Hinweis: Wenn keine Regeln aufgestellt werden, sind plötzlich eintretende Konsequenzen der Ausdruck von Willkür. Das würde keiner wollen. Kinder haben oft mehr Interesse daran, Regeln einzuhalten, wenn eine positive Konsequenz winkt, z. B.: »Wenn du beim Abendbrot stillsitzt und niemanden unter dem Tisch trittst, bekommst du hinterher deinen Lieblingsnachtisch.«

4) Sprechen Sie mit Ihrem Kind:
   - über das, was passiert ist,
   - wie es Ihnen selbst damit geht,
   - was Sie tun werden, damit es sich nicht wiederholt, und
   - beantworten Sie Fragen des Kindes.

Ziel: Ihr Kind ist stark verunsichert, weil es die Welt als gefährlich erlebt. Es braucht Informationen, die Sicherheit geben. Meist ist die Fantasie des Kindes schlimmer als die Realität. So kann man z. B. nach einer plötzlichen fieberhaften Erkrankung erklären, was man tun wird, damit das Kind bald wieder gesund wird.

Hinweis: Es gibt Ereignisse, die sind nicht logisch und hinterlassen auch bei Erwachsenen schlimme Gefühle, wie z. B. der unerwartete Tod eines Menschen. Dann ist es völlig in Ordnung, wenn dem Kind auch die eigenen Gefühle mitgeteilt werden: »Du, es geht mir genau wie dir, ich bin auch sehr traurig und kann es nicht verstehen. Aber ich verspreche dir, dass ich tun werde, was ich kann, damit dir und mir nichts passiert.«

5) Schützen Sie Ihr Kind

- vor Aktivitäten, die ihm Angst machen (z. B. Filme),
- schränken Sie den Konsum von Fernsehen und Computerspielen ein,
- unternehmen Sie schöne Dinge mit Ihrem Kind,
- beruhigen Sie Ihr Kind.

Ziel: Das Kind benötigt positive Erlebnisse, auf die es selbst einen Einfluss hat, anstelle von unkontrollierbaren und hektischen Aktivitäten.

Hinweis: Es gibt Situationen, in denen ein Kind kein Außenseiter sein und genau die Filme sehen möchte, die andere sehen. Dann ist es günstig, wenn Sie eine DVD zusammen mit Ihrem Kind anschauen, vielleicht nur 20 Minuten pro Tag. Sprechen Sie mit dem Kind über das, was Sie gemeinsam gesehen haben. Auch andere Medien kann man vielleicht nicht völlig vermeiden, aber in der Nutzungsdauer eingrenzen.

6) Scheuen Sie sich nicht davor, über das traumatische Ereignis zu sprechen:

- Schweigen und Verdrängen sind kurzfristig ein Gewinn, aber sprechen Sie mit dem Kind, wenn es selbst danach fragt oder an das Ereignis erinnert wird.

- Zeigen Sie Ihrem Kind, dass es Ihnen nicht unangenehm ist, darüber zu sprechen.
- Versuchen Sie, nicht in Überreaktionen zu geraten, keine besonders intensiven Gefühlsausdrücke.

Ziel: das Kind will sich mit dem, was geschehen ist, auseinandersetzen und braucht dabei die Unterstützung der Erwachsenen.

Hinweis: Möchte ein Kind sehr lange über ein belastendes Ereignis sprechen, sollte man zwischendurch fragen, wie es ihm dabei geht. Falls es Zeichen von Stress verspürt, kann man anbieten, eine Pause zu machen oder am nächsten Tag weiterzusprechen, ohne anzudeuten, dass man es selbst nicht ertragen kann. Gerät das Kind durch die eigene Erzählung in Stress, passiert keine Verarbeitung, sondern die stressbezogenen neuronalen Verbindungen werden dabei intensiviert. Gerät man als Erwachsener selbst in Stress, ist es günstiger, eine Pause für sich selbst einzulegen, da man dann auch nicht angemessen unterstützen kann.

7) Geben Sie dem Kind eine Wahl und ein Gefühl von Kontrolle:

- Traumatisierte Kinder, die Situationen nicht kontrollieren können, werden schwieriger und chaotischer.
- Hat ein Kind eine Wahl, erlebt es eigene Möglichkeiten der Kontrolle. Lassen Sie das Kind immer wieder kleine Entscheidungen treffen, z. B. was es spielen möchte, was es anziehen möchte, welchen Nachtisch es sich für heute wünscht usw. Manchmal ist es für ein Kind dabei hilfreich, wenn es aus unterschiedlichen Vorschlägen wählen kann.

Ziel: Eine einfache Struktur gibt dem Kind ein Gefühl von Kontrolle in diffusen Situationen und verhilft dazu, Gefühle von aufkommender Angst zu reduzieren.

Hinweis: Manche Kinder haben den Eindruck, dass die Welt ihnen gegenüber nicht fair war, und denken, dass sie gegenüber anderen auch nicht fair sein müssen. Dann sollten sie vielleicht etwas hören wie: »Ich verstehe ja, dass du stinksauer bist. Ich kann aber nicht zulassen, dass du dich in deiner Klasse so verhältst, dass alle Angst vor dir haben. Was können wir denn tun, damit sich deine Freunde wieder auf dich freuen?«

Überlegen Sie bitte, welche dieser Vorschläge neu für Sie sind und welche Verhaltensweisen ohnehin zu Ihrem Alltag gehören. Es mag sein, dass Sie denken, dass dies doch ganz allgemein gute pädagogische Ideen sind, die allen Kindern guttun würden. Ja, das stimmt. Doch von einem Trauma betroffene Kinder benötigen diese erzieherischen Prinzipien ganz besonders und in strikter Form. Vorhersehbarkeit und Empathie sind die Grundpfeiler emotionaler Sicherheit.

Schatzsuche mit Pippi Langstrumpf

Wie vieles, was Sie in diesem Teil des Buches lesen, ist die Schatzsuche etwas, was eigentlich alle Kinder von uns Erwachsenen benötigen: die Suche nach Stärken, besonderen Fähigkeiten und Talenten anstelle einer Bündelung von Defiziten. Doch traumatisierte Kinder und Jugendliche, die oft wenig von sich selbst halten und aufgrund von Erfahrungen anderen Menschen kaum trauen, brauchen diese an Kraftquellen orientierte Sichtweise noch sehr viel stärker als andere. Wenn wir es schaffen, beim Kind »das Stärkende zu stärken«, können neue Befähigungen reifen und Schwierigkeiten überwunden werden.

Junge Menschen, die mit einem geringen Selbstwert ausgerüstet sind, benötigen das Gespräch mit anderen, die die Potenziale, die Schätze erkennen und benennen, damit sie sich damit identifizieren können und diese nutzen können. Schätze müssen geborgen werden, damit man ihren Wert erkennt. Zunächst müssen wir also unseren eigenen Blick schulen, um Schätze als solche zu erkennen.

Eine besonders talentierte Lehrmeisterin beim Schätze-Entdecken ist Pippi Langstrumpf. Sie geht mit wachem Auge durch die Welt und entdeckt beim Sachensuchen in vielen Dingen, die sonst achtlos herumliegen, einen Schatz. So wird eine alte Garnrolle zu einem Gegenstand, der viel zu erzählen hat, und ein rostiger Kronkorken wird zu einem Orden, den nicht jeder bekommt. Oft sind es ja die Eigenschaften bei Kindern, die Probleme bereiten oder einem auf die Nerven gehen, in denen ein Schatz verborgen ist. Das Rausrennen und

Türenschlagen sind ja klare Signale, jetzt eine Pause zu benötigen und allein sein zu wollen. Jemanden anzuschreien beinhaltet auch die Fähigkeit, klar seine Meinung zu äußern und nicht das eine zu denken und das andere zu sagen. Stundenlang in seinem Zimmer zu sitzen und Mangas zu zeichnen, offenbart nicht nur die Fähigkeit, sich allein zu beschäftigen, sondern ebenso eine enorme künstlerische Begabung. Und das Gegenteil davon, unentwegt Nähe zu suchen und die Erwachsenen nicht alleinzulassen, zeigt, dass eine früher möglicherweise erlebte Einsamkeit jetzt aktiv verändert und die Nähe von Menschen genossen wird. Auch scheinbar selbstverständliche Verhaltensweisen können Teile einer Schatztruhe sein. Ein Kind, das nach dem Schulbesuch, kaum zu Hause angekommen, ein Glas Apfelsaft trinken möchte, hat es geschafft, ein Ritual für sich zu finden, welches das Ankommen symbolisiert. Und es kann genießen.

> »*Pädagogische Schatzsuche beginnt dort, wo wir bereit sind, jedes Kind neu zu betrachten. Diese veränderte Betrachtungsweise legt erfahrungsgemäß meist den Grundstein dafür, dass neue Zugänge zum Kind entstehen, sich Beziehungen verbessern und neue Entwicklungen möglich werden.*« [5]

Kinder, die Schwierigkeiten machen, sind Kinder, die Schwierigkeiten hatten bzw. die sich in Schwierigkeiten befinden. Es geht also nicht darum, schwieriges Verhalten zu bewerten, sondern die dahinterliegenden Nöte und Notsignale zu verstehen. Dabei geht man von der Annahme aus, dass in jedem Verhalten eine positive Absicht steckt, die sich nicht immer auf Anhieb erschließt. Aus den bisherigen Erfahrungen oder bisher fehlenden Erfahrungen werden Bedürfnisse auf eine Weise sichergestellt, die von außen als schwierig erlebt wird.

Ein Lehrer in einer Schule mit besonders schwierigen Kindern hatte es sich zur Angewohnheit gemacht, immer ein paar

5 Scherwath, C. (2018): Was Klaras Verhalten uns sagen kann. Ressourcenorientierte Zugänge bei auffälligem Verhalten. Berlin (Cornelsen), S. 19.

Bonbons in der Hosentasche dabeizuhaben. Wenn ein Kind sich besonders »danebenbenahm«, zum Beispiel laut herumschrie, andere ärgerte oder seine Hefte durchs Klassenzimmer warf, ging er zu dem entsprechenden Kind, gab ihm einen Bonbon und sagte: »Und was möchtest du eigentlich?«.

Sie merken, viele Verhaltensweisen haben unterschiedliche Aspekte. Jede Medaille hat drei Seiten: die Vorderseite, die Rückseite und den Rand. Bei der Schatzsuche gucken wir alle drei Seiten an. Wir sehen das Offensichtliche, das mit der gewohnten Sichtweise zu tun hat, die Rückseite, die das Verborgene repräsentiert, und den Rand, der zeigt, wie beides miteinander zusammenhängt und in Beziehung steht. Richtig spannend wird es, wenn wir bei jedem Verhalten zu allererst am Verborgenen interessiert sind, dann haben wir die Pippi Langstrumpf in uns entdeckt.

Wertschätzende Gespräche

Manchmal macht Erwachsene das, was ein Kind erzählt, sprachlos. Gerade wenn es sich um Berichte über Ereignisse handelt, die das Kind emotional sehr betroffen gemacht haben, oder um extrem bedrohliche Ereignisse.

Hören Sie dem Kind genau zu und wiederholen Sie das, was Sie verstanden haben – vielleicht verbunden mit der Frage: Hast du das so gemeint? Das kann dem Kind helfen, seine eigenen Gefühle besser zu verstehen und damit angemessen umzugehen. Es würde beinhalten, dem Kind dabei zu helfen, seine Gefühle auszudrücken, selbst die Zusammenhänge und die Konsequenzen der Gefühle zu verstehen, und ihm zu helfen, etwas mit seinen Gefühlen zu tun. Aktives Zuhören kann folgende Elemente beinhalten:

- das Kind loben (z. B. »Gut, dass du mir das jetzt erzählst.«)
- bei den Gefühlen bleiben (z. B. »Und wie fühlst du dich jetzt, wenn du mir das erzählst?«)
- Gefühle benennen (z. B. »Da wolltest du bestimmt mutig sein und hast gleichzeitig Angst gehabt.«)

- die Gefühle des Kindes akzeptieren und reflektieren (z. B. »Ja, so kann man sich in einer solchen Situation fühlen. Das ginge mir sicher auch so.«)
- empathisch bleiben: Verständnis zeigen, die Perspektive des Kindes einnehmen, warmherzig bleiben (z. B. »Jetzt verstehe ich, warum du Angst gehabt hast. Du hast dich einsam und verlassen gefühlt. Und ich war nicht da, um dir zu helfen. Das tut mir leid.«)

Sie können als Eltern durch diese Form der Unterstützung und Wertschätzung der Gefühle dem Kind vermitteln, dass sein Erleben wertvoll ist, und damit auch deutlich machen, dass das Kind wertvoll ist. Das Kind fühlt sich sicher, geschützt und ermuntert, seine Gedanken und Gefühle mitzuteilen, gleich, ob es um alltägliche Erlebnisse oder traumatische Erfahrungen geht.

Traumaorientierte Pädagogik

Auch nach sequenzieller Traumatisierung benötigen Kinder und Jugendliche ein Leben, das durch Vorhersagbarkeit, Empathie und Aktivitäten im Hier und Jetzt bestimmt ist. In einem Flüchtlingslager im Nahen Osten wollten freiwillige Helfer die Verarbeitung der erlittenen Bürgerkriegs- und Flucht-Traumata anregen und brachten Zeichenblöcke und Buntstifte mit. Sie baten die Minderjährigen, ihr schlimmstes Erlebnis in einer Zeichnung darzustellen und anschließend darüber zu sprechen. Am nächsten Tag kam niemand wieder. Eine gute Idee war offensichtlich nicht passend für die Betroffenen.

In einem anderen Lager kamen Zirkusartisten und brachten Holz mit. Sie zeigten den Jugendlichen, wie man Stelzen baut, und brachten ihnen bei, wie man damit laufen kann. Dann organisierten sie noch mehr Holz und baten die Jugendlichen, den Kindern zu zeigen, wie man Stelzen baut und wie man damit laufen kann. Irgendwann veranstalteten alle gemeinsam einen Umzug auf Stelzen durch das Flüchtlingslager. Aus den Zelten kamen die Menschen und applaudierten. Den Stelzenläufern gefiel dieser Umzug so gut, dass sie am nächsten Tag das Gleiche im angrenzenden Dorf wiederholten. Erneut ernteten sie Applaus.

An diesem Beispiel wird deutlich, was traumatisierte Kinder und Jugendliche benötigen. Sie benötigen ein positiv bewertetes Gemeinschaftserlebnis, denn im Trauma entsteht ein Gefühl der Entfremdung der menschlichen Gemeinschaft gegenüber. Als Zweites benötigen sie Möglichkeiten der Selbstwirksamkeit, denn im Trauma gibt es keine Möglichkeit, aktiv selbstwirksam zu sein. Und als Drittes benötigen sie Erlebnisse eines lebendigen Körpers, denn im Trauma und als Traumafolge entsteht häufig körperliche Erstarrung oder ein Nicht-Fühlen des eigenen Körpers.

Der Trauma-Forscher Bessel van der Kolk spricht über Möglichkeiten der Wiederherstellung nach Traumatisierungen in den wichtigen Dimensionen des Menschseins:

> »*Die Heilung von Beziehungen und Gemeinschaften ist von zentraler Bedeutung. Die Sprache verleiht uns die Macht, uns und andere zu verändern, und sie hilft uns, unser Wissen in Worte zu fassen. Wir können auf unseren Körper einwirken, indem wir grundlegende Aktivitäten wie Atmung, Bewegung und Berührung nutzen. Und wir können die soziale Situation verändern, indem wir eine Umgebung schaffen, in der Kinder und Erwachsene sich sicher fühlen und gedeihen können. Wenn wir diese wichtigen Dimensionen des Menschseins ignorieren, enthalten wir Menschen die Möglichkeit vor, Traumata zu heilen und ihre Autonomie wiederzuerlangen.*«[6]

Schauen wir uns ein wenig genauer an, was es bedeuten kann, traumaorientierte Pädagogik anzuwenden. Auch hier möchte ich Sie bitten, genau zu unterscheiden, was davon zu Ihnen passt und was Sie in Ihrer ganz speziellen Situation für hilfreich erachten. Sie als Eltern sind Experten für Ihre Familie! Ich werde jeweils erklären, welche Idee mit der vorgeschlagenen Maßnahme verbunden ist. Bei einigen Vorschlägen werden Sie denken, dass sie doch für alle Kinder gut passen. Ja, das stimmt, doch für Kinder mit Traumafolgestörungen eben ganz besonders und in besonders ausgeprägter Form.

---

6 Van der Kolk, B. (2015): Verkörperter Schrecken. Lichtenau (Probst), S. 52.

Stabile Bezugspersonen

Das ist unabdingbar notwendig: Kinder und Jugendliche benötigen eine sichere Bezugsperson, der sie vertrauen und an die sie sich wenden können, ohne dass sie befürchten müssen, abgelehnt oder verurteilt zu werden, was immer sie tun oder sagen. Falls Sie diese Bezugsperson sind, sollten Sie daran denken, dass Heranwachsende manchmal durch irgendetwas »angetriggert« werden und dann ausflippen, ohne dass das mit dem Erwachsenen zu tun hat, dem sie gerade gegenüberstehen.

Ein Beispiel: Für den Fall, dass Sie einem Kind gerade einen Wunsch abgeschlagen haben und das Kind wütend das Zimmer verlässt, ist diese Reaktion aus dem Geschehen im Hier und Jetzt nachvollziehbar und auch verständlich. Sitzen Sie aber gerade miteinander beim Abendbrot und das Kind beginnt ohne erkennbaren Grund plötzlich zu schreien, ist es ziemlich wahrscheinlich, dass das Kind durch etwas an schreckliche Erlebnisse erinnert wurde. Dieses Verhalten dann im Beziehungskontext dem Geschehen beim Abendessen zuzuordnen, wäre unangemessen. Wir sind es gewohnt, Zusammenhänge von Verhalten in der Gegenwart verstehen zu wollen, und vergessen manchmal, dass bei traumatisierten Menschen Erlebnisse aus der Vergangenheit das Verhalten in der Gegenwart bestimmen. Eine Auszeit ist dann wesentlich günstiger als ein Klärungsversuch im Gespräch (siehe unter »Auszeiten«).

Dauerhaft sicherer Platz

Traumatisierte Kinder und Jugendliche benötigen einen dauerhaft sicheren Platz, an dem sie leben können. Immer wieder umzuziehen bedeutet nicht nur, sich immer wieder an neue Lebenssituationen zu gewöhnen, sondern auch, dass man nirgendwo erwünscht ist. Zu einer inneren Orientierung benötigt jeder junge Mensch ein »Basislager«, einen sicheren »Hafen«, ein Zuhause. Kinder und Jugendliche sollten ein Gefühl dafür entwickeln können, dass es gut ist, an diesem Platz zu sein. Dieser sichere Platz sollte auch die Möglichkeit bieten, sich zurückzuziehen, gerade in einer Situation, wie oben beschrieben. Eine Rückzugsmöglichkeit muss nicht unbedingt ein eigenes Zimmer sein, sondern ein Platz, an dem man nicht gestört ist und wo man unter Umständen seine Übererregung regulieren kann. Das braucht Zeit und geht nicht gut in Anwesenheit von anderen Menschen.

Entspannung vermeiden

Es ist oft zu erleben, dass Menschen mit Traumafolgen schlecht damit umgehen können, wenn ihnen aufgetragen wird, sich zu entspannen, manchmal mit Meditation oder anderen Übungen verbunden. Solche *Entspannung* ist zu *vermeiden*, da ihnen dann die ungewünschten Erinnerungen und Bilder in den Sinn kommen können. Sie benötigen eher Tätigkeiten, bei denen sie ihren Körper in der Gegenwart spüren. Da bietet sich an, etwas aus einem Ytong-Klotz mit Feilen und Sägen herauszuarbeiten oder mit einem Stück Holz etwas zu gestalten. Die dabei erforderliche Kraft hält die Aufmerksamkeit im Hier und Jetzt.

Auch besonders tolle Erlebnisse werden von Kindern und Jugendlichen mit negativem Selbstbild hin und wieder als nicht stimmig mit der eigenen Persönlichkeit erlebt. Ein Pflegekind freute sich bei einem Zoobesuch sehr, die Tiere dort beobachten zu dürfen und während einer Pause Pommes frites zu essen. Ein besonders schöner Tag. Auf dem Weg nach Hause benahm sich das Kind so unmöglich, dass die Pflegeeltern es mit strenger Stimme zur Ordnung rufen mussten. Später wurde ihnen deutlich, dass das Kind mit seiner Begeisterung nichts anfangen konnte, da es so viel Freude noch nie erlebt hatte. Als es ausgeschimpft wurde, war seine Welt wieder in Ordnung. Die Pflegeeltern verzichteten zukünftig nicht auf Zoobesuche und andere außergewöhnliche Unternehmungen, sondern bereiteten sich darauf vor, dass es auch nach schönen Erlebnissen zu solchen »Ausrastern« kommen kann.

Auszeiten

Es scheint mit traumatisierten Kindern und Jugendlichen günstig, *Auszeiten* zu vereinbaren. Führt bei besonders aggressivem Verhalten die im zweiten Kapitel erwähnte Reorientierung nicht zu einer Veränderung oder ist das Kind nicht in der Lage, den Informationen über Ort, Zeit und Person zu folgen, sollte eine Auszeit, wie sie vorher verabredet wurde, angeboten werden: »Auszeit für 15 Minuten. Danach können wir uns hier wiedersehen und reden.« Nach den 15 Minuten könnte ein Gespräch entstehen wie folgt:

»Sag mal, ich habe den Eindruck: Manchmal wirst du von 0 auf 100 mordswütend, stimmt das?«

»Ja, du meinst, so wie eben?«

»Genau. Kannst du mir sagen: Gibt es irgendein erstes Anzeichen, bevor dein Wut-Vulkan ausbricht? Gibt es ein merkwürdiges Gefühl im Bauch oder gibt es ein heftiges Herzklopfen oder wird es eng im Hals, als wenn du keine Luft bekommst?«

»Ich glaube, so ein komisches Gefühl im Bauch.«

»Okay, bist du daran interessiert, was du dann tun könntest?«

»Nein.«

»Okay, dann vielleicht später einmal.«

Alternative: »Ja.«

»Da habe ich ein paar Ideen, die andere in deiner Situation schon mal nutzen konnten: Wenn dieses Gefühl wieder auftaucht, willst du dann raus und eine Runde laufen? Oder lieber mit einem Knüppel auf einen Baumstamm hauen? Oder sollen wir einen Federballschläger suchen, mit dem Du dann auf dein Bett haust? Was wäre dir am liebsten?«

»Das mit dem Federballschläger finde ich ganz gut.«

»Gut, ich besorg dir einen Schläger, den legst du dann unter dein Bett, damit du ihn hast, wenn du ihn brauchst.«

Auf diese Weise kann das Kind Auszeiten dazu nutzen, seine »angetriggerten« Gefühle selbstwirksam in eine Aktion umzusetzen.

Auch bei Kindern und Jugendlichen, die, wenn sie »angetriggert« sind, dissoziatives Verhalten zeigen, also in den Totstellreflex absacken, sollte man nach einer Reorientierung herausfinden, welche ersten körperlichen Anzeichen zu spüren sind, bevor sich das »Verschwinden« ereignet. Konnte ein solches Anzeichen gefunden werden, kann man etwas anbieten, was in der Fachliteratur unter dem Namen »Skills« bekannt geworden ist, nämlich Fähigkeiten, die unter Zuhilfenahme von extremen Reizen dazu verhelfen, mit der Aufmerksamkeit in der Gegenwart zu bleiben. Diese Reize können sich auf den Geschmack beziehen (z. B. Wasabi), auf das Empfinden auf der Haut (z. B. Igelball), auf den Geruchssinn (z. B. Rosenöl) oder auf das Gehör (z. B. unangenehme Musik). Die meisten dieser empfohlenen Reize sollen durch ihre Intensität dazu verhelfen, dass sich der junge Mensch selbst regulieren kann, wenn ihm ein Zustand von Dissoziation droht.

Bei Vorschulkindern sind diese Ideen natürlich nicht praktikabel, da helfen eigentlich nur menschliche Nähe und die weiteren Ansätze traumaorientierter Pädagogik.

Wiederkehrende Tagesstruktur

Eine überschaubare und *wiederkehrende Tagesstruktur* bewirkt, dass das Kind ein Gefühl von Zuverlässigkeit und Beständigkeit im häuslichen Umfeld entwickelt. Was die Erwachsenen ankündigen, passiert wirklich. Dazu gehört auch, dass *Regeln*, die den Tagesablauf und das Zusammenleben bestimmen, bekannt sind und für alle gelten. Werden die Regeln eingehalten, sollten *positive Konsequenzen* folgen, die ausbleiben, wenn Regeln nicht eingehalten werden. Natürlich wird es nicht sinnvoll sein, jede erdenkliche Regelbefolgung positiv zu bewerten. Die positive Konsequenz sollte dann genutzt werden, wenn es bei einem Kind oder Jugendlichen eine besondere Hürde gibt, eine Regel einzuhalten.

Dosierte Trauma-Berichte

Berichte der Kinder über das, was ihnen geschehen ist und was wir ein Trauma nennen, sollten *dosiert* werden. Manche Kinder wollen nicht erzählen. Das ist auch ganz in Ordnung so. Vielleicht ist es für sie hilfreich, nicht gezwungen zu werden. Sie spüren ganz instinktiv, dass sie sich schämen würden oder erneut schutzlos fühlen würden, wenn sie erzählen, was ihnen passiert ist. Andere verspüren den Drang, zu erzählen, um durch Worte etwas zu verarbeiten. Auch das ist in Ordnung. Es kann jedoch etwas dabei geschehen, was Kinder nicht voraussehen können. Sie können sich durch das eigene Erzählen selbst »antriggern« und chaotische Gefühle an die Oberfläche befördern. Deswegen sollte man als zuhörender Erwachsener nebenbei darauf achten, ob sich während des Berichtes körperliche Anzeichen von Stress beim Erzählenden einstellen. Beobachtet man zum Beispiel einen hochroten Kopf, Schweißausbrüche, Zittern oder Tränen, kann man fragen, wie es dem Kind im Moment beim Erzählen geht. Lautet die Antwort »schlecht«, kann man eine Pause anbieten oder eine andere Tätigkeit vorschlagen, die höchstwahrscheinlich zum Abklingen des Stresses führt. Lautet die Antwort »gut«, kann man weiter berichten lassen und später noch einmal fragen. Im Umgang mit Menschen, die ein Trauma erlebt haben, hat sich ein Prinzip bewährt: dem Kind oder Jugendlichen folgen, doch einen Schritt vorausdenken. Man folgt dem Tempo, hat jedoch immer noch eine weiterreichende Idee im Hinterkopf.

Körperliche Distanz

Traumatisierte benötigen häufig *größere körperliche Distanz* als andere Menschen. Im Körperempfinden sind Erfahrungen gespeichert, die mit Missachtung der Grenzen einer Person verbunden sind. Daher werden manche traumatisierten Kinder und Jugendliche bei geringer körperlicher Distanz eher unruhig. Sie benötigen einfach mehr Platz. An einem Tisch, an dem sonst sechs Personen sitzen, fühlen sie sich wohler, wenn sie nur mit drei anderen dort sitzen. Auch wenn es etwas zu klären gibt, lohnt sich ein kleiner Abstand. Sie sind dann häufig besser in der Lage, den gesprochenen Worten zu folgen, wenn der Körper nicht Alarm signalisiert. Damit – wie bereits beschrieben – wird der Großhirnrinde eine Betriebspause verordnet, wenn der Rauchmelder Amygdala auf Alarm schaltet. Und menschliche Nähe führt nur dann zur Ausschüttung des Kuschelhormons Oxytocin, dem Gegenspieler von Stress, wenn diese Nähe als angenehm erlebt wird. Warten Sie also ab, wann das Kind gern Ihre Nähe sucht und wann nicht. Denken Sie daran: Vielleicht ist nicht Ihr Verhalten ausschlaggebend, sondern ausschließlich der innere Zustand des Kindes.

Retraumatisierung vermeiden

Man sollte, so gut es nur geht, *Retraumatisierungen vermeiden.* An dieser Stelle ist es vonnöten, zwei Begriffe voneinander zu unterscheiden. Eine Retraumatisierung geschieht dann, wenn das Kind etwas sehr Ähnliches erlebt wie während des Traumas. Ein Kind durchlebt erneut, geschlagen zu werden, verbal erniedrigt zu werden, über einen längeren Zeitraum alleingelassen zu werden, sexuelle Gewalt oder unsittliche Berührungen. Unter Retraumatisierung versteht man also eine Wiederholung der traumatischen Erfahrungen. Eine Wiederholung ist vermeidbar, wenn man für die Sicherheit des Kindes sorgt. Im Gegensatz dazu ist es nicht vermeidbar, dass ein Kind durch einen Auslöser erinnert wird an das Ereignis, dass es »angetriggert« wird. Bei diesem Vorgang handelt es sich nicht um eine Retraumatisierung, d. h., es werden lediglich die Muster aktiviert, die bereits vorhanden sind. Eine Emotion, ein Körpergefühl, ein Verhalten wiederholt sich, welches in der ursprünglichen seelischen Verletzung eine Rolle spielte.

Bei einer tatsächlichen Retraumatisierung können sich die bisherigen Muster im Gegensatz dazu noch ausbauen oder es können sich in einer Eskalation völlig neue, noch gefährlichere Verhaltensweisen ausprägen. Wie schon angedeutet, können bei Kindern und Jugendlichen mit Traumafolgestörungen häufige Wechsel von Personen und Orten zu vorher nicht kalkulierbaren Risiken führen, ebenso erneutes Erleben von Gewalt, von Erwachsenen oder Gleichaltrigen eingesetzt, um etwas »mit aller Gewalt« zu erzielen.

Auch eine exzessive Mediennutzung kann zum Erleben von Gewalt führen. Hier ist nicht nur das Betrachten von Filmen mit gewaltverherrlichenden oder sexistisch-pornografischen Inhalten eine Gefahr, sondern auch die Möglichkeit in den sozialen Netzwerken, an groben sozialen Diskriminierungen beteiligt zu sein oder diese selbst zu erleben. Das unter Jugendlichen hin und wieder übliche »dissen«, d. h., jemanden per Smartphone schlechtzumachen, zu beleidigen oder zu bedrohen, reißt bei Kindern und Jugendlichen mit ohnehin geringem Selbstwertgefühl tiefe emotionale Wunden. Soziale Ausgrenzung aktiviert dieselben Schmerzzentren im Gehirn, als würde man tatsächlich geschlagen. Es besteht dann die Gefahr, dass etwas gesucht wird, das diesen Schmerz betäubt. Erfahrungsgemäß helfen Verbote der Teilnahme an sozialen Netzwerken nur ansatzweise, ergänzend bewirkt eine Einschränkung der Medienzeit (z. B. kein Handy während der Mahlzeiten und während der Nacht) einen gewissen Schutz.

Dosierte Leistungsanforderung

Für eine Reihe von traumatisierten Kindern und Jugendlichen ist der Schulunterricht ein besonders heikles Unterfangen. Das hat unterschiedliche Hintergründe. Zum Ersten fällt es vielen schwer, lange auf einem Fleck zu sitzen. Eine innere Unruhe lässt das nicht zu. Zum Zweiten kann die erzwungene Nähe zu Gleichaltrigen weitere körperliche Spannungen hervorrufen. Und zum Dritten haben einige so große Lücken in Bereichen, die zum Verstehen vorausgesetzt werden, dass die Selbstüberzeugung, dumm zu sein, bestätigt wird. Hat ein junger Mensch die Notfall-Verschaltungen im Gehirn intensiv nutzen müssen, sind andere Verschaltungen nicht so qualitativ gut nutzbar ausgebaut. Gut wäre daher eine für den Einzelnen *dosierte Leistungsanforderung*. Dazu gehört eine Orientierung am individuellen Erfolg, seien die erreichten Schritte noch so minimal. Eine Bestätigung des Erreichten durch selbst gesteuerte Lernformen, wie z. B. Üben und Nutzen von Hilfsangeboten, motivieren zu weiteren Schritten. Günstig ist auch hervorzuheben, was jemand gut kann, anstelle einer Konzentration auf seine Mängel.

In einer Schule für verhaltensauffällige Kinder in Süddeutschland herrschte immer wieder Unruhe in den Klassen, weil es vielen Kindern besonders schwerfiel, konzentriert dem Unterricht zu folgen. Der Schulpsychologe kam auf die Idee, jeden Klassenraum mit zwei Sanduhren (3 Min. und 5 Min.) auszustatten, die auf den Fensterbänken platziert wurden. In jeder Klasse wurde verabredet, dass ein Schüler, der eine Auszeit benötigt, eine dieser Sanduhren nimmt und hinausgeht. Ist der Sand durchgelaufen, sollten die Schüler wieder hereinkommen, die Uhr an ihren Platz stellen und weiter am Unterricht teilnehmen. Die Befürchtungen der Lehrer bewahrheiteten sich nicht. Meist wurde die 3-Minuten-Uhr genommen und weit weniger Kinder benutzten die legale Auszeit als angenommen. Insgesamt gestaltete sich der Unterricht ruhiger als vorher.

Erklärungen (Psychoedukation)

Schon an anderer Stelle wurde deutlich, dass es bei Menschen, die unter Traumafolgestörungen leiden, nicht passt, ihr Verhalten als Ausdruck von Beziehungsgeschehen im Hier und Jetzt zu interpretieren. Sie sind genau wie andere Kinder manchmal in ihrem Verhalten schwierig. Doch oft wollen Kinder nicht provozieren, Grenzen austesten oder Aufmerksamkeit erlangen, wenn sie sich besonders auffällig zeigen. Plötzlich auftretendes unerklärliches Verhalten von Kindern, die Traumata erleiden mussten, bezieht sich auf ein oder mehrere Ereignisse, die lange zurückliegen, die Kinder werden »angetriggert«. Bemerkungen wie »Ich lasse mich nicht von dir provozieren!« oder »Solange ich das Sagen habe, hörst du sofort damit auf!« werden den Emotionen des Kindes nicht gerecht. Meist merken sie selbst, dass etwas mit ihnen geschehen ist, über das sie keine Kontrolle haben. Sie haben keine Ahnung von den unterschiedlichen Ebenen des Gehirns. Wenn sie *Erklärungen bekommen*, entwickeln sie ein Verständnis davon, wie das Reptiliengehirn bei ihnen zusammen mit dem Säugetiergehirn hin und wieder die Macht ergreift und der kluge Professor dann keine Chance hat, gelassen und planvoll zu entscheiden. Über solche Erklärungen, die auch Psychoedukation genannt werden, entsteht bei ihnen ganz nebenbei Zuversicht, dass sie mit ihrer »ganzen Last« auszuhalten sind und dass sie gemeinsam mit anderen etwas entwickeln können, sodass das Professorengehirn wieder deutlicher in die Entscheidungsposition rückt. Damit dies geschehen kann, ist für sie ein besonders klares »Regelverzeichnis« für den Alltag wichtig, auf dessen Einhaltung gedrungen wird.

Keine Reinszinierungen

Es scheint in der menschlichen Natur zu liegen, Gefühle von erlittener Ohnmacht in irgendeiner Form auszugleichen. Egal, wie schlecht es geht und wie machtlos man sich fühlt, es gibt immer andere, denen es noch schlechter geht. Sich auf sie zu berufen, lässt vielleicht das eigene Schicksal besser ertragen. Und so geht es auch mit traumatisierten Kindern und Jugendlichen. Eine letzte Reserve von Einfluss ist vielleicht dadurch zu erleben, wenn andere – beispielsweise in der Schule – gesucht werden, die noch schlimmer dran sind. Die neuen »Starken« schaden den neuen »Schwachen«, oft durch Gruppenbildung. Wo immer Erwachsene auf diese Prozesse Einfluss haben, sollten sie diese stoppen. Es sind *Reinszenierungen eigener Erfahrungen*. Andere sollen spüren, wie schlimm es war. Dieser Kreislauf führt zu neuen Opfern, die wiederum selbst etwas tun müssen, um die erlittene Schmach auszugleichen. Ein Teufelskreis. Günstiger wäre es im Gegenteil, wenn alle lernen könnten, andere so zu behandeln, wie sie es für sich selbst gewünscht hätten.

Trauer bewältigen

Wenige Situationen im Leben sind so schmerzhaft wie der Tod eines geliebten Menschen. Idealerweise verändert sich die Qual der akuten Trauer Schritt für Schritt in ein Erinnern und Ehren des Verstorbenen. Sehr viel problematischer kann dieser Prozess vonstatten gehen, wenn Trauer und Trauma sich überschneiden, wenn also gleichzeitig ein traumatischer Schock zu bewältigen ist. Trauma und Trauer verstärken gegenseitig den seelischen Schmerz und erfordern intensive menschliche Nähe der Hinterbliebenen.

Lange bestand die Annahme, dass es günstig sei, innerhalb des Trauerns zu einem Punkt zu gelangen, an dem man sich vom Verstorbenen verabschiedet und die Beziehung beendet. Viele Menschen bevorzugen jedoch statt Abschied eine neue Form der Beziehung. Ein Beispiel dazu wäre ein 10-jähriger Junge, der von seinem Therapeuten gebeten wurde, seinem bei einem Unfall verstorbenen Bruder einen Abschiedsbrief zu schreiben. Der Junge weigerte sich jedoch, was man als Prozess der Verleugnung ansehen könnte, den Tod des Bruders zu akzeptieren. Der Junge wollte lieber Fußball spielen. Als er gefragt wurde, was denn der Bruder am liebsten getan habe, antwortete er: »Fußball spielen.« Da war es klar: Der Junge blieb dadurch seinem verstorbenen Bruder nahe.

Untersuchungen haben gezeigt, dass es für viele Kinder und Jugendliche (wie auch für viele Erwachsene) nicht passt, sich von Verstorbenen zu verabschieden. Viele Kinder haben mit verstorbenen Eltern oder Geschwistern noch über einen Zeitraum von vier Jahren oder länger innere Dialoge. Eine Beziehung zu beenden ist nicht sinnvoll, wenn man in Verbindung bleiben will. Es wäre also angebrachter, eine neue Form zu finden, wie die Beziehung zu Verstorbenen aufrechterhalten bleiben kann.

Es bestehen unterschiedliche Formen, eine Beziehung ohne tatsächliche Anwesenheit weiterzuführen. Es könnte z. B. durch Gedanken geschehen. Man könnte ein Kind fragen, welche wunderbaren Erinnerungen mit dem Verstorbenen für immer verbunden sind, die einem keiner nehmen kann. Man kann das Kind bitten, diese Ereignisse in einer Zeichnung festzuhalten oder einen anderen kreativen Ausdruck dafür zu finden.

Eine andere Form der fortgeführten Beziehung könnte darin bestehen, etwas genauso zu tun wie der Verstorbene. Ein Vater hatte seine Familie jeden Samstag mit einem besonderen Frühstück überrascht: amerikanisches Frühstück, französisches Frühstück, dänisches Frühstück, süddeutsches Frühstück usw. Nach seinem Tod führte die Mutter mit den Kindern diese Tradition fort. So wurde eine gute Erinnerung an ihn wachgehalten. Es war bekannt, dass er Disney-Figuren sammelte, die allerdings verborgen in einer Schachtel lagen. Es wurde eine Vitrine angeschafft, in der die gesamte Sammlung einen dekorativen Platz bekam.

Ein Bild des Verstorbenen in einem angemessenen Rahmen und eine Kerze auf einem Wohnzimmermöbel kann eine weitere Möglichkeit sein, jemanden in Erinnerung zu behalten. Vieleicht ist es für ein Kind besser, ein solches Bild in Folie eingeschweißt in einer Schublade zur Verfügung zu haben, um jederzeit von anderen unbeobachtet in einen Dialog mit dem Verstorbenen treten zu können. Versuche, Kinder vor traurigen Gefühlen zu schützen und Stillschweigen über den Verstorbenen zu wahren, geben dem Kind die Botschaft, dass jeder mit seinen Gefühlen allein umgehen muss oder dass Gefühle nicht erwünscht sind. Ich halte es für günstiger, der Trauer und einem ehrenden Gedenken Ausdruck zu verleihen, altersentsprechend ebenfalls für Kinder.

Wie für Erwachsene sind auch für Kinder Rituale hilfreich. Sie erleichtern den Übergang von dem Schock zur Neuorganisation, von der Erstarrung zur Verarbeitung des Traumas und der Trauer. Rituale beinhalten Zusammenkünfte mit Familienmitgliedern und Freunden, gemeinsames Trauern und Denken an den Verstorbenen, Essen und Trinken und Geschichtenerzählen. Es ist eine Form, nach dem Schock wieder aktiv zu werden und soziale Unterstützung entgegenzunehmen. Kinder brauchen auch Rituale für ihre verstorbenen Haustiere.

Ein Kind mag danach fragen, was mit der verstorbenen Person oder dem toten Tier passiert. Es ist sicher angemessen, dem Kind das zu erzählen, was man selbst glaubt. Wenn man keine eindeutige Haltung hat, kann man sagen: »Manche Menschen glauben, dass die Seele im Himmel weiterlebt und auf uns herabschaut. Andere glauben nicht an Seelen. Und wiederum andere glauben, dass jedes Lebewesen irgendwo auf der Erde wiedergeboren wird, allerdings in anderer Form. Ich bin mir da nicht so ganz sicher, was passiert. Du darfst dir aussuchen, woran du glauben möchtest.«

Trauern ist ein langer Prozess. Wellenbewegungen sind nicht ungewöhnlich: Manchmal scheint es einfacher zu sein, manchmal schmerzhafter. Am ersten Jahrestag des Todes, an Geburtstagen oder Feiertagen können heftige Emotionen auftreten. Es gibt unterschiedliche Möglichkeiten, diesen Gefühlen Ausdruck zu verleihen, durch Musik, durch Zeichnungen und andere Kunstformen. Jede Familie hat ihren eigenen Weg.

Kinder sind von ihren erwachsenen Bezugspersonen abhängig, wenn sie mit dem Tod eines Familienmitgliedes oder Freundes umzugehen haben. Wenn die Erwachsenen ein Kind vor traurigen Gefühlen schützen wollen und lieber nicht über den Tod einer Person mit ihm sprechen, versteht es nicht, warum es denn jetzt keinen Kontakt mit diesem Menschen haben soll. Abhängig vom Alter haben Kinder ein unterschiedliches Verständnis vom Tod. Für Kinder unter fünf Jahren ist der Tod nicht für immer, sondern eher wie ein Schlaf oder wie eine Reise: Der Mensch wird wiederkommen. Sie brauchen Informationen darüber, dass es einen Unterschied gibt und dass sie keine Angst haben müssen, wenn jemand einmal verreist.

Kinder zwischen sechs und neun Jahren verstehen Tod als etwas Endgültiges, empfinden Trauer und können auch Empathie mit anderen Trauernden entwickeln. Mit ca. neun Jahren verstehen sie, dass jeder Mensch sterben kann: aus Altersgründen, wegen einer Krankheit, nach Suizid oder anderer Gewalt, nach Unfällen – je nachdem, was sie kürzlich erlebt haben. Teenager denken über den Sinn ihres Lebens nach und dabei kommen ihnen auch Gedanken über den Tod. Bei heftigen Konflikten mit Gleichaltrigen oder in der Familie können auch Suizidfantasien eintreten. In Trauerprozessen wollen sie meist allein sein, benötigen aber trotzdem die Unterstützung von Vertrauenspersonen.

Kinder und Jugendliche benötigen auch Informationen über die Trauerreaktionen der Erwachsenen, sodass sie ihre eigenen verwirrenden Gefühle besser einordnen können. Sie brauchen manchmal auch die Information darüber, dass sie nicht am Tod einer Person schuldig sind, falls ihnen das nicht klar ist. Speziell kleine Kinder benötigen Hilfe dabei, aus dem Schock wieder in Aktion zu gehen: ein Bild zeichnen, einen Luftballon mit guten Wünschen für den Verstorbenen in den Himmel fliegen lassen oder anderes, um Trauer auszudrücken. Am wichtigsten: Isolieren Sie kein Kind. Kinder können mit den schrecklichsten Gefühlen umgehen, wenn sie mit Menschen zusammen sind, denen sie vertrauen.

Trauma und Familie

Neben plötzlichen Trauerfällen gibt es noch andere Traumata, die eine Familie von außen betreffen können: Überfälle, Verkehrs- oder Haushaltsunfälle, plötzliche Mitteilungen über schwere Krankheiten, Kriegs- und Bürgerkriegserlebnisse, Brände, Tierattacken und Ähnliches. Alle diese traumatischen Ereignisse können einen erheblichen Einfluss auf die Psyche von Eltern und Kindern haben und auf die Art und Weise, wie sich Familienmitglieder miteinander verhalten. Ich bin davon überzeugt, dass lebensbedrohliche Situationen, die ein Kind oder ein Elternteil erleidet, für alle anderen Familienmitglieder ebenso eine Traumatisierung darstellen: Jeder ist schockartig betroffen, erlebt Ohnmacht, Hilflosigkeit und Verzweiflung, der Boden scheint unter den Füßen weggezogen.

Jedes dieser Ereignisse stellt eine Unterbrechung in der Geschichte einer Familie dar, gleich, ob einer oder mehrere direkt betroffen sind. Vorher und nachher sind bedeutsame Eckpunkte: vor dem Unfall, nach dem Unfall; vor der Krebsdiagnose, nach der Krebsdiagnose; vor dem Brand, nach dem Brand. Viele Familien haben einen solchen Schicksalsschlag oder eine von anderen Menschen verursachte existenzielle Bedrohung zu verkraften. Die meisten Familien tun das Beste, was ihnen möglich ist, um damit umzugehen. Es ist hilfreich, einen Weg zu finden, Verzweiflung, Wut, Trauer oder Hilflosigkeit auszudrücken. Das geht am besten im Gespräch mit allen Familienmitgliedern. Sprechen Sie darüber, was geschehen ist, und sprechen Sie auch darüber, was helfen könnte, sich früher oder später von diesem Stress zu erholen.

Versuchen Sie bitte, so gut es nur geht, den Alltag so zu gestalten, dass ein Höchstmaß an Sicherheit und Voraussagbarkeit entsteht. Ein wiederkehrender Tagesablauf und Verabredungen darüber, wer welche Aufgaben übernimmt, können dazugehören (siehe auch »Traumaorientierte Pädagogik«). Lassen Sie unterschiedliche Geschwindigkeiten der Beruhigung zu. Dinge, die Freude machen und leichte körperliche Aktivitäten helfen aus einer Schreckstarre heraus, die sich vielleicht anfangs entwickelt. Wer kann, findet wieder zurück zu Humor und Leichtigkeit. Manchmal helfen auch Rituale.

Eine Familie, die bei einem Brand ihr Haus verloren hatte, schrieb das, was das Liebste war, das jedes Familienmitglied verloren hatte, auf jeweils einen Zettel und hängte diese Zettel an Luftballons, die sie in den Himmel fliegen ließen. Wenn das Schmerzhafte des Traumas auf diese Weise ausgedrückt wird, kann es auch Vergangenheit werden. Das Leben geht weiter. Die Familie geht in eine »posttraumatische« Phase über, chronische Symptome müssen sich nicht unbedingt entwickeln.

Gerade in der Anfangszeit nach einem Trauma können auch familiäre Verhaltensweisen entstehen, die in den ersten Wochen völlig verständlich sind, die jedoch längerfristig eine Genesung von Einzelnen oder der gesamten Familie erschweren mögen:

1) »Im Trauma steckenbleiben«: Von außen ist wahrzunehmen, dass sich alle Gespräche und Gedanken ausschließlich um das Trauma drehen. Was immer geschieht, wird durch die »Trauma-Brille« betrachtet. Beispielsweise herrscht eine große Angst um jedes Kind, nachdem ein Kind einen schweren Fahrradunfall erlitten hat. Kein anderes Kind darf mit dem Fahrrad zur Schule fahren, die Vorsicht der Eltern nimmt extreme Formen an. Was zunächst sehr gut nachvollziehbar ist, führt nach ein paar Monaten zu einer Einschränkung, gegen die die Kinder dann vielleicht protestieren.

2) »Nicht drüber reden«: Auch eine ausgesprochene oder unausgesprochene Verabredung in einer Familie, nicht über einen traumatischen Vorgang zu sprechen, kann längerfristig zu einer ungünstigen Erstarrung führen. Zum Beispiel könnte die Verabredung, nicht über die lebensgefährliche Erkrankung einer Mutter zu sprechen, eine Zeit lang sehr funktional sein. Jeder braucht vielleicht eine Weile, den Schock zu verarbeiten und wieder zu emotionalen Kräften zu gelangen. Doch wenn unter allen Umständen das Vermeiden eines Gespräches darüber über Wochen und Monate aufrechterhalten bleibt, mag es sein, dass sich bei einem oder mehreren Familienmitgliedern der Körper meldet. In manchen psychosomatischen Erkrankungen drückt der Körper aus, was nicht ausgesprochen werden darf. Da liegt einem etwas »im Magen«, etwas bereitet »Kopfschmerzen«, da

sitzt etwas »im Nacken« oder man bekommt »keine Luft«. Unter der Supernormalität schmerzt dann das Trauma.

3) »Schnell etwas anderes«: Wird im zweiten Muster durch direkte Anweisungen die Nähe zum Trauma vermieden, geschieht hier die Vermeidung indirekt durch eine plötzlich entstehende Lebendigkeit, die auf den ersten Blick nicht als Vermeidungsstrategie zu erkennen ist. So wird zum Beispiel von einer entfernten Verwandten nach dem Tod des Familienvaters gefragt und schnell wird das Thema gewechselt, die sportlichen oder musikalischen Erfolge der Kinder werden betont, neuer Kuchen wird aufgetischt, andere Themen kommen zur Sprache. Die ursprüngliche Frage wird in einem fröhlichen Durcheinander völlig übergangen. Auch diese Verhaltensweisen sind vielleicht in den ersten Wochen naheliegend, weil man nicht an schmerzliche Momente denken möchte. Doch das gemeinschaftliche Ablenken auch noch Jahre später führt nicht dazu, in eine familiäre posttraumatische Phase zu gelangen. Das Trauma ist noch nicht vergangenheitsfähig.

Sprechen Sie in einer Familienkonferenz miteinander darüber, wie sich jeder verändert hat, und darüber, was jedes Familienmitglied benötigt, um sich wohler zu fühlen. Falls Sie den Eindruck haben, dass sich eins der oben beschriebenen Verhaltens- und Kommunikations-Muster auch noch Monate nach einem traumatischen Ereignis in Ihrer Familie verfestigt hat und eine Erstarrung des Miteinanders möglich werden könnte, sprechen Sie mit Ihren Familienmitgliedern darüber. Wenn Sie es nicht alleine schaffen, einen Auftauprozess zu beginnen, nehmen Sie Hilfe in Anspruch, von Freunden oder von Mitarbeiterinnen einer Familienberatungsstelle.

Sexuelle Gewalt: Was können Sie als Eltern tun?

Ein anderes Geschehen, das Eltern urplötzlich aus ihrer gewohnten Sicherheit des Alltages herausreißt, stellt die Erkenntnis dar, dass das eigene Kind Opfer von sexueller Gewalt geworden ist. Die Aufdeckung dieser Tat – im schlimmsten Fall eine Serie von

Taten – bewirkt eine extreme emotionale Erschütterung, eine intensive Traumatisierung. Nicht wenige Eltern erleben die sexuelle Gewalt an ihrem Kind mit solcher Intensität, als wäre ihnen selbst Gewalt angetan worden. Obwohl sie intuitiv spüren, wie wichtig es ist, möglichst ruhig zu bleiben und für das Kind da zu sein, steht dieser Anspruch in krassem Widerspruch zu einer Gefühlslawine von Traurigkeit, Unruhe, Wut, Betäubung, Verzweiflung und Verunsicherung. »Habe ich versagt?«, »Warum habe ich nichts gemerkt?«, »Wem kann ich noch trauen?«, »Was bedeutet das für mein Kind?«, »Wie geht das Leben weiter?«, »Muss ich jetzt Anzeige erstatten?« und ähnliche Fragen gehen durch den Kopf.

Weil nicht sein kann, was nicht sein darf, kann es dazu kommen, dass Sie als Eltern immer wieder die Realität der sexuellen Gewalt anzweifeln. Dies entspringt dem Wunsch, dass es nur ein böser Traum ist, aus dem man aufwacht, und es ist nicht geschehen. Oder Sie stellen Ihrem Kind immer wieder die gleichen Fragen und überprüfen ständig Details, obwohl Sie die Antworten längst kennen, um Ihre Fassungslosigkeit zu überwinden. Sowohl ein Verdrängen der Realität als auch die unaufhörliche Überprüfung sind verständliche Schockreaktionen. Sie führen jedoch nicht zu einer Beruhigung. Ihr Kind benötigt in Ihnen einen Ansprechpartner, dem es ohne Angst erzählen kann. Bei sehr aufgeregten Reaktionen erzählt es vielleicht nicht weiter. Es ist günstig, das Kind erzählen zu lassen, auch einmal nachzufragen, aber jegliche Bewertung zu vermeiden. Ziel eines solchen Gespräches mit dem Kind sollte sein, dass das Kind weiß, dass es mit Mama oder Papa darüber reden kann. Und dass jemand dafür sorgt, dass die schlimmen Erlebnisse aufhören. Denn darum erzählen die Kinder ja davon.

Was können Sie tun, falls Sie hoffnungslos überfordert sind? Reden Sie mit anderen Erwachsenen, mit Familienmitgliedern, Freunden oder auch mit Fachleuten in spezialisierten Beratungsstellen. Holen Sie sich Unterstützung. Auch wenn Sie einen Verdacht auf sexuelle Übergriffe bei Ihrem Kind haben, sollten Sie mit Spezialistinnen einer Beratungsstelle sprechen. Zuallererst geht es um den Schutz des Kindes. Zusammen mit Menschen in Beratungsstellen können Sie dann ein sinnvolles weiteres Vorgehen entwickeln jenseits von überschießenden Gefühlen der eigenen Wut oder Verzweiflung.

Die Beratungsstellen unterliegen der Schweigepflicht. Sexuelle Gewalt ist eine Straftat. Privatpersonen sind aber nicht verpflichtet, Anzeige zu erstatten, wenn sie sicherstellen, dass das Kind vor weiteren Übergriffen geschützt ist. Eltern sollten im Gespräch mit Fachleuten gut abwägen, ob sie sexuelle Gewalt anzeigen oder aus schwerwiegenden Gründen davon absehen wollen. Fragen, die dabei zu einer Entscheidung führen, können sein:

- Hält mein Kind die seelische Belastung aus, seine traumatischen Erlebnisse im Rahmen von Ermittlung und Strafverfahren zu schildern?
- Würde es meinem Kind helfen, wenn das Erlebte in einem formellen Verfahren zur Sprache kommt?
- Ist eine Anzeige das einzige Mittel, mein Kind oder andere Kinder vor weiteren Übergriffen zu schützen?

Denken Sie daran, dass die emotionale Sicherheit und der Schutz des Kindes im Vordergrund stehen sollten. Die Bestrafung des Täters ist zweitrangig. Je jünger die Opfer sind, umso intensiver benötigen sie Begleitung, um wieder an Sicherheit im Leben zu gewinnen. Auch Eltern benötigen Begleitung, um den Alltag einigermaßen konstruktiv zu gestalten. Oft dreht sich das gesamte Familienleben über einen langen Zeitraum um die Bewältigung der sexuellen Gewalt.

Das schafft man nicht gut allein.

Bei Fremdunterbringung: Kontakt mit den leiblichen Eltern

Was Kinder und Jugendliche, die unter Traumafolgen leiden, nicht immer benötigen und doch immer wieder wünschen, ist ein Kontakt mit den leiblichen Eltern, auch wenn die Eltern die Traumata verursacht haben. Es scheint, als gäbe es eine tiefe Verbundenheit eines jeden Menschen mit seinen Eltern, selbst eine Ablehnung oder lebenslange Distanz ist kein Zeichen von Gleichgültigkeit, sie verbindet manchmal noch mehr. Wenn jemand die Information bekommt, die Mutter sei eine gewalttätige Egoistin und der Vater ein zügelloser Tyrann, mag er das nicht hören, würde es doch bedeuten, dass er selbst aus diesen beiden negativen Eigenschaften besteht. Auch wenn es eigene festgebrannte Erfahrungen mit Geschlagen-werden oder Vernachlässigung gab, bleibt doch die Erinnerung an positive Momente im Vordergrund oder der innere Wunsch nach einem guten Elternbild. Er fügt sich mit der Hoffnung zusammen, dass Mutter oder Vater oder beide sich so verändert haben, wie man sie sich wünscht. Selbst nach den schlimmsten Misshandlungen gibt es tief im Inneren Entschuldigungen, z. B.: »Meine Mutter wäre gern eine gute Mutter für mich gewesen, sie war überfordert, hat angefangen zu trinken und mich dann im Stich gelassen.« So treffen nach einer Inpflegegabe die Wünsche des Kindes nach Kontakt zur Mutter auf die gerichtlich eingeforderten Umgangskontakte der Mutter.

Es mag sein, dass beide bei einem Treffen zwischen Mutter und Kind wirklich sehr zufrieden sind und das Kind von der Mutter die Information bekommt, dass ihr sehr leid tut, was sie getan hat, und dass das Kind wirklich gut in der Pflegefamilie untergebracht ist, weil sie selbst es nicht hinbekommt, sich zuverlässig um das Kind zu kümmern. Unter diesen Umständen könnten die Kontakte wiederholt werden, alle Beteiligten wären zufrieden und das Kind hätte eine indirekte Erlaubnis, über das zu sprechen, was die Mutter nicht gut geschafft hat. In anderen Fällen geschieht etwas Merkwürdiges. Bekommt das Kind nicht die Information, dass die Mutter etwas nicht geschafft hat, übernimmt sie nicht Verantwortung für das Misslingen der familiären Situation, kann es passieren, dass das Kind beim Anblick der Mutter Angst bekommt, die Verantwortung bei sich selbst wahrnimmt und in den Unterwerfungsmodus umschaltet. Es sieht von außen betrachtet so aus, als wenn ein hyperbraves Kind mit Lachen und einer Charme-Offensive den Kontakt genießt. Tatsächlich handelt es sich um einen Prozess der Beschwichtigung aus Angst. Das dicke Ende kommt später, wenn das Kind für mehrere Tage »nicht zu gebrauchen« ist. Es zeigt seine Gefühle von Wut und Enttäuschung nach dem Kontakt mit der Mutter in seiner sicheren Umgebung. Demzufolge wäre es wirklich günstiger, so wie es in vielen Fällen auch geschieht, Kinder von ihren eigenen Schuldvorwürfen zu entlasten. Wer erlebt hat, wie Kinder immer wieder bereit sind, ihre Eltern zu entschuldigen, wenn von Mutter oder Vater authentisch eine Bitte um Verzeihung vorgetragen wird, wird Eltern immer wieder ermuntern, zu ihren Schwächen in der Regulierung von Emotionen zu stehen und ein Gespräch darüber mit den Kindern zu suchen, ohne die Kinder dafür verantwortlich zu machen.

In manchen Situationen wird für eine Unterbrechung der Kontakte zu den leiblichen Eltern plädiert, wenn sie sich nicht so verhalten, wie idealerweise zu hoffen ist. Dafür spricht, dass das Kind eine Weile nicht direkt »angetriggert« wird. Dagegen spricht, dass ein unterbrochener Kontakt von beiden Seiten, je länger er andauert, später umso schwieriger begonnen werden kann. Oft ist es nicht die Frage »Ja oder nein«, sondern eine Frage nach dem »Wie«. Begleitete Kontakte in einer Umgebung, in der sich das Kind sicher fühlt (z. B. bekannter Spielplatz), könnten hilfreich sein.

Trauma-Therapie und Beratung

Bei vielen schwierigen Situationen neigen Menschen dazu, nach Spezialisten zu rufen, die weiterhelfen, weil sie selbst es bestimmt nicht so gut können. Erst wenn es zu lange dauert, bis die Spezialisten kommen können, oder wenn es gar keine Spezialisten vor Ort gibt, versuchen die Betroffenen selbst ihr Bestes und siehe da, sie schaffen es auch so. Manche haben sehr viel mehr Geschick, Kenntnisse und Experimentierfreude, als sie denken. So verhält es sich auch nach Traumata. Nach einer Traumatisierung ist die soziale Unterstützung im direkten Lebensumfeld die wichtigste Kraftquelle für eine Genesung. Das trifft für Erwachsene zu und erst recht für Kinder und Jugendliche. Sie sind als Eltern Spezialisten für das betroffene Kind! Lassen Sie ihm Zeit und unterstützen Sie es so gut wie möglich. Dazu gehört eine eindeutige Positionierung an der Seite von Betroffenen. Was immer ein Kind oder ein Jugendlicher getan hat, nichts rechtfertigt Gewalt als Reaktion darauf.

Manchmal hat man auch die Befürchtung, eine Situation zu verschlimmern, wenn man nicht Spezialisten heranholt und alles selbst versucht. Deshalb habe ich Ihnen in diesem Buch einige Ideen mitgeteilt, die hilfreich sein könnten, Ihr Zusammenleben selbst zu verbessern. Neben allen Anregungen, die Sie bisher in diesem Buch erfahren haben, kann eine andere Form der Unterstützung darin bestehen, zu Tätigkeiten anzuregen, die Freude machen und zu positiven anderen Gedanken führen. Erst wenn über einen Zeitraum von mehreren Monaten Symptome zu erkennen sind, die zu Einschränkungen oder Beeinträchtigungen führen, sollte man sich an erfahrene Kinder- und Jugendlichen-Therapeuten wenden, die sich im Trauma-Bereich spezialisiert haben. Die zuständige Psychotherapeutenkammer wird Ihnen weiterhelfen können, geeignete Spezialisten zu finden. Auch auf der Webseite der Deutschsprachigen Gesellschaft für Psychotraumatologie (DeGPT)[7] finden Sie die Möglichkeit, genau für Ihren Bereich Psychotherapeutinnen und Psychotherapeuten herauszusuchen.

Was geschieht in einer Traumatherapie? Bei einem Monotrauma wird mit speziell dafür entwickelten Methoden relativ schnell damit begonnen, das Erlebnis aus sicherer Distanz zu betrachten und eine Verarbeitung anzuregen. Das könnte mit der Methode des EMDR geschehen, einer sehr wirksamen Technik, bei der durch die Anregung von Rechts-links-Augenbewegungen mit dem Trauma verbundene Bilder, Emotionen, Körperempfindungen und Gedanken neu sortiert werden können, ohne dass während dieser Verarbeitung jedes Detail in Worte gefasst werden muss. Diese Methode eignet sich eher für ältere Kinder und Jugendliche (und für Erwachsene). Eine andere Methode wäre die kognitive Verhaltenstherapie, bei der über das Ereignis und die damit verbundenen Bilder, Emotionen, Gedanken und Körperempfindungen immer wieder gesprochen wird.

Nach sequenzieller Traumatisierung über einen langen Zeitraum wird in der Traumatherapie ein Hauptaugenmerk auf Stabilisierung gelegt. Betroffene können lernen, ihre überschießenden Emotionen, die sie wie in einem Sturm überfluten, in den Griff zu bekommen und dadurch einigermaßen gut den Alltag zu meistern. Hier könnten die Ihnen schon bekannten »Skills« zum Einsatz kommen. Für die Stabilisierung ist es notwendig, dass die Betroffenen in der Therapie

7 www.degpt.de

ein Vertrauensverhältnis entwickeln, was erfahrungsgemäß einige Wochen in Anspruch nimmt. Eine Entlastung des sozialen Umfeldes (Familie, Schule) durch eine rasche Verringerung von Symptomen braucht dann deutlich mehr Zeit. Für die therapeutische Arbeit mit Vorschul-Kindern sind ebenfalls therapeutische Methoden entwickelt worden, in denen mit dem Sandkasten oder in speziellen Therapiezimmern zunächst an den Themen Sicherheit und Selbstwirksamkeit gearbeitet wird.

Eine weitere Möglichkeit für professionelle Hilfe besteht in Erziehungsberatungsstellen. Dort kann durch Gespräche mit Fachleuten herausgefunden werden, wie traumasensibel mit problematischen Verhaltensweisen von betroffenen Kindern und Jugendlichen umgegangen werden könnte. In extremen Fällen kann auch überlegt werden, inwieweit ein ambulanter Kinder- und Jugendpsychiater unterstützend weiterhelfen kann bzw. ob ein Aufenthalt in einer Klinik notwendig ist.

Bei allen Fachleuten halte ich eine systemische Sichtweise für äußerst hilfreich. Dabei werden nicht nur traumatisierte Heranwachsende als zu behandelnde Patienten oder Klienten gesehen, sondern ebenso ihre Beziehungen zum engsten Lebensumfeld mit den wechselseitigen Einflüssen, die dort bestehen. Wenn jemand z. B. häufig in heftige Wutausbrüche gerät, verängstigt sein Verhalten andere Geschwisterkinder und verstärkt die Hilflosigkeit der Erwachsenen, die einerseits helfen wollen und gleichzeitig auch die Geschwister schützen müssen. Der »Wüterich« wird vielleicht durch bestimmte Äußerungen oder Handlungen »angetriggert«, ohne dass dies den anderen Familienmitgliedern bewusst ist. Eine Genesungsunterstützung sollte also immer auch die Beziehungen einbeziehen, in denen jemand lebt. Je häufiger Familienmitglieder erfahren, dass sie etwas verändern können, und je mehr sie die gegenseitigen Einflüsse verstehen, desto weniger hoffnungslos fühlen sie sich und sind stattdessen gestärkt. Das therapeutische Erlebnis bekommt eine völlig andere Dimension, wenn die Familienmitglieder erkennen, wie sie füreinander zu Heilungsvermittlern werden.

Wenn ein Arzt bei einem gebrochenen Bein nur unterstützend dafür sorgen kann, dass das Bein möglichst gut und möglichst rasch wieder zusammenwächst, sorgt der Körper selbst dafür, dass das wirklich auch passiert. So geht es auch mit psychischen Formtiefs und Beziehungskrisen, die Veränderung kann nur angeregt werden oder eine neue Sichtweise schafft neue Perspektiven. Gerald Hüther schreibt:

> »*Es kann bisweilen sehr lange dauern, bis jemand zu der Erkenntnis gelangt und sich diese Erkenntnis ausbreitet, dass unser menschlicher Organismus die Fähigkeit zur Selbstregulation und Selbstheilung besitzt. Dann erst eröffnet sich der Blick.*«[8]

Tiergestützte Therapie

Kinder mit Traumafolgestörungen reagieren auf angebotene Hilfe häufig mit noch mehr Stress. Wer das Vertrauen in sich selbst und andere Menschen verloren hat, kann sich über den Kontakt zu Tieren vielleicht wieder selbstwirksam erleben und Vertrauen in sich selbst entwickeln.

Der Rostocker Psychologe Henri Julius wollte im Rahmen eines internationalen Forschungsdesigns herausfinden, welche Form von Unterstützung traumatisierte Kinder benötigen, um einfache Belastungen besser bewältigen zu können. Im Test mussten die Kinder zu einer Prüfung antreten, aber sie bekamen Unterstützung. Die Kinder der ersten Gruppe erhielten einen Stoffhund. In der zweiten Gruppe unterstützte eine freundliche Studentin und die dritte Gruppe bekam einen echten Hund zur Unterstützung. Alle Kinder sind in der Vergangenheit von ihren engsten Bezugspersonen schwer misshandelt oder extrem vernachlässigt worden.

Wie gingen die Kinder mit diesem Stress um und konnten ihre Unterstützer ihnen etwas Stress nehmen? Die Kinder, die ein Stofftier oder eine freundliche Person als Unterstützer hatten, zeigten nach dem Test höhere Werte des Stresshormons Cortisol als vor dem Test. Nur die Gruppe mit einem echten Hund als Unterstützer zeigte nach dem Test niedrigere Werte als vor dem Test. Je häufiger

8 Hüther, G. (2015): Etwas mehr Hirn bitte. Eine Einladung zur Wiederentdeckung der Freude am eigenen Denken und der Lust am gemeinsamen Gestalten. Göttingen (Vandenhoeck & Ruprecht), S. 61.

ein Kind körperlich Kontakt mit dem Hund aufnahm, zum Beispiel den Hund streichelte, umso niedriger waren anschließend seine Cortisol-Werte.

Bei der Berührung des Tieres wurde das Bindungshormon Oxytocin aktiviert, es stoppt die Produktion von Stresshormonen. Ein Kind mit einem erhöhten Oxytocin-Spiegel ist beziehungsbereit. Es kann seine positiven Erfahrungen mit dem Tier auf Menschen übertragen. Das Tier öffnet offensichtlich eine Tür, durch die Menschen gehen können, die helfen wollen.

Besonders geeignet, angenehme Beziehungsaufnahme zu einem lebendigen Wesen zu erleben, ist eine pferdegestützte Therapie. Der Zauber dieser Therapieform liegt vielleicht darin, dass Tier und Mensch gleichzeitig lernen, sich gegenseitig zu vertrauen, dabei ihre gegenseitigen Fluchtimpulse überwinden und das Pferd durch die besondere Gabe, nonverbale Kommunikation und Körpersprache zu lesen, in seinen Reaktionen die innere Haltung und die momentane Befindlichkeit des Menschen spiegelt.

Gegenüber dem Pferd gelingt es Menschen mit Traumafolgestörungen häufig leichter, ohne stressreiche Zustände im Kontakt zu bleiben. Die Begegnung mit einem freundlichen Tier, vielleicht das ausgiebige Streicheln, öffnet ein Lernfenster. Je dauerhafter sich ein Kind oder ein Jugendlicher auf das Experiment der Beziehung zu einem Pferd oder einem Hund einlassen kann, umso deutlicher ist dann zu erleben, dass das Tier sein Beziehungsangebot ohne Worte, ohne Bewertung und ohne einseitige Parteilichkeit zur Verfügung stellt. So bleiben Kinder mit dem Tier im Kontakt präsent, wie es ihnen gegenüber Menschen oft nicht gelingt.

Tiere können auch als gefährlich erlebt werden, wenn sie in Stress geraten. Für Menschen mit Traumaerfahrungen kann dies unangenehm »antriggern«, wenn sie wieder ungewünschten und unkontrollierbaren Verhaltensweisen gegenüberstehen. Sie benötigen von Trainern Übersetzungshilfen, sodass sie die Verhaltensweisen des Tieres verstehen. Tiergestützte Therapie kann nur in der Beziehung zwischen Klienten, Trainern und Tier geschehen.

Bei der Begegnung mit dem Tier kommen häufig lang verdrängte Gefühle hoch. Manche traumatisierten Kinder und Jugendlichen sind davon überwältigt, nach langer Zeit überhaupt wieder Vertrauen zu empfinden. Manchen kommen Tränen der Wehmut: altes Weh mit neuem Mut.

Trauma-Erzählgeschichten

Auch wenn ich deutlich dafür plädiere, dass das Wichtigste zur Genesung von Traumafolgen im Alltag im Zusammenleben von Kindern und Jugendlichen mit feinfühligen und traumasensiblen Bezugspersonen passiert, nämlich in der sogenannten Stabilisierung, ist andererseits zu betonen, dass die Bearbeitung von traumatischem Geschehen, die sogenannte Trauma-Exposition, in die Hände von Spezialistinnen und Spezialisten gehört.

Allerdings halte ich eine Möglichkeit der Trauma-Exposition für so klar und einfach, dass ich sie Ihnen hier erläutern möchte: die Methode der Trauma-Erzählgeschichte. Kinder hören gerne Geschichten und können aus Märchen direkt oder indirekt etwas für ihr Leben erfahren. Geschichten prägen sich ein, können neue Sichtweisen oder Lösungen beinhalten. Sie können auch überhaupt nicht den Geschmack des Kindes treffen, wobei dann eine ablehnende Beurteilung ausreicht, um ihre Wirkungslosigkeit festzustellen: »Die Geschichte ist aber doof.« Kurz: es gibt Geschichten, die faszinieren und zu etwas Neuem anregen, und es gibt Geschichten, die werden als langweilig oder zu kompliziert empfunden.

Die Trauma-Erzählgeschichte soll eine Hauptdarstellerin haben, die Eigenschaften besitzt, mit denen sich das entsprechende Kind identifizieren kann.

Bei kleinen Kindern im Vorschulalter wähle ich gerne ein Tier als Hauptfigur, bei älteren Kindern ein Kind mit einem anderen Namen. Die Geschichte sollte in verfremdeter Form beinhalten, was das Kind erlebt hat. Dabei sollten auch traumatische Höhepunkte nicht ausgespart bleiben, doch sollte die Geschichte insgesamt zu einer positiven Lösung führen, bei der auch der Hauptdarsteller mitgewirkt hat. Das Ende sollte auf jeden Fall positiv sein. Die Sprache sollte altersgerecht sein, die Länge der Geschichte ebenso. Sie können als Spezialist für das Kind am besten einschätzen, wie die Geschichte beschaffen sein muss, damit das Kind gerne zuhört. Sie lesen jetzt ein Beispiel einer Trauma-Erzählgeschichte für ein 7-jähriges Kind, das Partnergewalt miterlebt hat, das jetzt mit der Mutter lebt und den Vater hin und wieder sieht.

»Es war einmal ein Igel-Paar, das wünschte sich nichts sehnlicher als ein Igel-Kind. Und, hurra, eines Tages wurde ein süßes kleines Igel-Kind geboren und Mama-Igel und Papa-Igel freuten sich sehr. Sie freuten sich daran, wie ihr kleines Kind heranwuchs und ihm schon selbst kleine Stacheln wuchsen. Es lachte genauso gerne wie du. Das Igel-Kind hatte Igel-Mama und Igel-Papa ganz lieb. Aber es merkte, dass Igel-Mama und Igel-Papa manchmal einen Riesenstreit hatten, und dann bekam es Angst. Es kam sogar vor, dass Igel-Papa im Streit sogar seine Stacheln aufstellte. Dann hatte das kleine Igel-Kind Angst, dass die Igel-Mama verletzt wurde. Und tatsächlich, eines Tages war der Streit so schlimm und die Stacheln vom Igel-Papa so weit aufgestellt, dass er Igel-Mama verletzte. Sie blutete sogar. Der kleine Igel bekam Angst und war richtig starr vor Schreck. Da hat sich der Igel-Papa sehr erschreckt und gleich um Verzeihung gebeten. ›Das wird nicht wieder vorkommen‹, hat er gesagt. Doch es kam wieder vor. Und der kleine Igel hat sich noch kräftiger erschreckt und bekam noch größere Angst. Da hat die Igel-Mutter beschlossen, sich vom Igel-Vater zu trennen. Sie fand eine andere Höhle in einem anderen Teil des Waldes und lebte dort mit dem Igel-Kind zusammen. Es ging beiden gut und sie machten es sich in der neuen Höhle ganz gemütlich. Manchmal kam der Igel-Papa vorbei und wollte das Igel-Kind sehen. Wenn der Igel-Papa dann mit seinem Kind durch den Wald spazierte, zitterte das Igel-Kind wieder vor Angst und konnte sich kaum bewegen, obwohl ja keine Gefahr drohte, weil die Igel-Mama gar nicht in der Nähe war. Es passierte einfach so. Der Igel-Papa sagte: ›Was ist denn mit Dir los? Warum zitterst du denn so?‹ ›Ich weiß auch nicht‹, sagte das Igel-Kind. ›Ich glaube, ich weiß es‹, sagte der Igel-Vater, ›Du hast Angst, dass wieder so ein Streit passiert, und erinnerst dich noch, wie schrecklich es war. Ich weiß, ich habe deine Igel-Mama verletzt und deswegen leben wir jetzt getrennt. Es ist meine Schuld.‹ Der kleine Igel hörte gut zu und verstand, dass er keine

Angst mehr haben musste, weil Igel-Mama und Igel-Papa ja nicht mehr zusammen waren.
Als der Igel-Papa das nächste Mal kam, zitterte der kleine Igel nicht mehr. Und wenn sie nicht gestorben sind, besuchen sie sich noch heute.«

Die Geschichte hat ein gutes Ende. Viele Kinder hören solche Geschichten sehr gerne und bleiben ganz still und gespannt mit dem Erwachsenen sitzen, der sie erzählt. Andere unterbrechen und stellen Fragen oder kommentieren einzelne Abschnitte. Kommentare sollten aufgegriffen werden und in die Geschichte eingebaut werden. Zum Beispiel: »Der Igel-Papa soll nicht mit der Igel-Mama streiten!« Antwort: »Ja, das hat das kleine Igel-Kind auch gedacht.« Oder: »Die sollen nicht in eine andere Höhle umziehen.« Antwort: »Ja, das kleine Igel-Kind wollte das auch nicht.« Bei Fragen mitten in der Geschichte kann man ebenfalls etwas einbauen. Zum Beispiel: »Worüber haben die denn gestritten?« Antwort: »Das wusste das kleine Igel-Kind auch nicht.«

Oder: »Wann hört das Igel-Kind denn auf zu zittern?« Antwort: »Mal sehen, wie die Geschichte weitergeht.« Das Kind ist der Hauptdarsteller, daher sollten die Äußerungen des Kindes in die Geschichte eingeflochten werden. Äußerungen oder Erklärungen, die aus der Geschichte herausführen, wie zum Beispiel »Das kennst du doch von dir, dass du vor Angst zitterst, das hört dann auch wieder auf. Weißt du noch letzte Woche ...«, erschweren den Wiedereinstieg in die Geschichte oder machen ihn vielleicht nur schwer möglich. In der Geschichte dürfen durch die verfremdete Form auch Gefühle angesprochen werden, die dem Kind vielleicht nicht bewusst sind. Es ist ja nur eine Geschichte. Das Kind hat die Wahl zu denken »Oh, das ist ja wie bei mir« oder »Gefällt mir nicht«.

Kinderbücher zum Trauma-Thema

Bilderbücher können hilfreich sein, um mit Kindern ins Gespräch zu kommen oder zunächst überhaupt deutlich zu machen, dass es auch andere Kinder gibt, denen schreckliche Dinge passieren und die einen Weg finden, damit zurechtzukommen, oder die vielleicht hinterher Kräfte entwickeln, von denen sie vorher keine Ahnung hatten. Sie werden in Ihrer Buchhandlung oder im Internet viele Bücher finden, die die Themen Trauma und Trauma-Bewältigung zum Inhalt haben. Hier sind einige Kinderbücher, die mir besonders gut gefallen.

Renate Jegodtka u. Peter Luitjens (2018): Kim, Tim-Tiger und das gefährliche Etwas.
Göttingen (Vandenhoek & Ruprecht), ab 4 Jahren

Das Autoren-Duo ist in der Trauma-Szene sehr bekannt und hat schon andere Bücher verfasst. Beide sind Dozenten für Trauma-Pädagogik und Traumafachberatung. Hier ist ihnen ein besonders lebendiges, reich bebildertes Buch gelungen, das sich zum Vorlesen und für Grundschüler auch zum Selbstlesen eignet. Kim aus der Familie Hoppla erlebt Hopplahopp-Sonnenwettertage und Potzblitz-Donnerwettertage. Doch eines Tages begegnet ihm ein ganz gefährliches Etwas. Und dann braucht er viel Unterstützung von Tim-Tiger und dem Zottelmonster Yum-Yum, um mit seiner riesig roten wütenden Wut umgehen zu können. Es ist wirklich eine humorvolle Mutmach-Geschichte für traumatisierte Kinder. Dem Bilderbuch liegt ein Begleitheft für Eltern und Pädagoginnen bei.

Gerald Hüther u. Inge Michels (2009): Gehirnforschung für Kinder.
München (Kösel), ab 6 Jahren

Gerald Hüther ist ein Neurobiologe aus Göttingen, der sich als einer der bekanntesten Hirnforscher als Brückenbauer zwischen wissenschaftlichen Erkenntnissen und Lebenspraxis sieht und das Ziel verfolgt, günstige Voraussetzungen für die Entfaltung menschlicher Potenziale zu schaffen. Er ist durch viele Sachbücher bekannt. In diesem Kinderbuch sehen Felix und Feline dabei zu, wie aus einer Blumenzwiebel eine Pflanze wächst, und entdecken nebenbei, dass das Gehirn unter ganz ähnlichen Bedingungen wächst. Es braucht Liebe und Fürsorge, um zu wachsen und zu lernen. Wenn ihm etwas Schlimmes zustößt, braucht es ganz besondere Pflege. Das Buch ist durch die vielen Illustrationen auch zum Vorlesen geeignet.

Katharina Pal Handl, Regina Lackner u. Brigitte Lueger-Schuster (2004): Wie Pippa wieder lachen lernte – Ein Bilderbuch.
Wien/New York (Springer), für Kinder zwischen 6 und 10 Jahren

Die Autorinnen stammen aus Österreich und gehören mit diesem Bilderbuch zu den Pionierinnen der Bemühungen, Kindern mithilfe von Bilderbüchern die Bewältigung von Traumata zu ermöglichen. Pippa hat etwas Schreckliches erlebt und der Löwe Leo-Rix hilft ihr, damit zurechtzukommen. Absichtlich wird das Trauma nicht näher beschrieben, sodass sich jedes Kind mit eigenen traumatischen Erlebnissen mit Pippa identifizieren kann und für sich selbst ebenfalls ein »Heiltier« wie den Löwen Leo-Rix ausdenken kann. Das Buch ist so gestaltet, dass in Sprechblasen eigene Erlebnisse, Reaktionen und Gefühle notiert werden können. Die Illustrationen stammen von der bekannten Zeichnerin und Autorin Christiane Nöstlinger. Parallel zu diesem Buch ist im selben Verlag ein Elternratgeber erschienen, der sich auf das Bilderbuch bezieht.

Andreas Krüger (2013): Powerbook. Erste Hilfe für die Seele. Trauma-Selbsthilfe für junge Menschen.
Hamburg (Elbe & Krüger), ab 12 Jahren

Andreas Krüger hat in Hamburg die Trauma-Ambulanz für Kinder und Jugendliche am Universitätsklinikum Eppendorf aufgebaut und ist Leiter von Ankerland, einer Therapie-Einrichtung für traumatisierte Kinder und Jugendliche. In diesem Buch wird das, was im Gehirn bei einer Traumatisierung passiert, erklärt und vor allem mit übersichtlichen Grafiken und Zeichnungen dargestellt. Anhand von zahlreichen Übungen kann man im Selbststudium lernen, wie man von »Notfall-Programmen« auf »Normalprogramme« umschalten kann und wieder zum König des Tages wird. Der Autor vermittelt in einfacher Sprache Möglichkeiten zu Selbstheilung, die zu schneller, spürbarer Entlastung führen. Das Powerbook kann ebenso Eltern und pädagogischen Fachkräften als Arbeitswerkzeug dienen. Der Folgeband, **Powerbook special, Hilfe für die Seele (Bd. 2)**, kann ebenso empfohlen werden.

Steve Haines (2019): Trauma ist ziemlich strange. Heidelberg (Carl-Auer)

Hier handelt es sich *nicht* um ein Bilderbuch für Kinder, sondern eins für Erwachsene und ältere Jugendliche. Anhand von Comics werden die wichtigsten und gängigen Konzepte rund um das Thema Trauma veranschaulicht. Sprechblasen der dargestellten Personen liefern dazu kurze Erklärungen. Wer mag, kann die wissenschaftlichen Grundlagen der Zeichnungen in den Kommentaren am unteren Ende der meisten Seiten nachlesen. Auf insgesamt 32 Seiten eine kurzweilige und zum Teil sogar amüsante Lektüre.

Anhang

Mögliche Symptome bei Traumatisierungen von Kindern und Jugendlichen (nach Altersgruppen geordnet)

Babys und Kleinkinder (bis 3 Jahre)

Im ersten Lebensjahr geht es darum, Geborgenheit und innere Sicherheit zu erfahren, um im zweiten und dritten Lebensjahr das eigene Ich zu entdecken und zu entwickeln. Jetzt beginnt die Phase von Autonomie, Entdeckung und Erprobung. Je kleiner Kinder sind, umso verletzlicher sind sie. Selbstkonzept, Selbstwirksamkeit und Selbstberuhigung entwickeln sich erst noch. Nach Traumatisierungen können sie folgende Symptome zeigen:

Vermehrtes Schreien, Schreckhaftigkeit, sie sind kaum zu beruhigen; Schlaf-, Appetit- und Verdauungsstörungen; Angst und Anklammern; Entwicklungsverlangsamung oder Entwicklungsrückschritte; Wachsamkeit, Misstrauen und Apathie.

Vorschulkinder (3 bis 6 Jahre)

Das Kind probiert durch Bewegung und Sprache aus, wie es vom Ich zum Wir finden kann. Es sucht seinen Platz im sozialen Miteinander. Da entstehen die ersten intensiven Freundschaften und Kooperationen, aber auch Machtdemonstrationen, Streits und Enttäuschungen. Das Kind erfährt mehr über die Welt und die eigenen Möglichkeiten und Grenzen. Nach Traumatisierungen können sich folgende Symptome zeigen:

Auffälligkeiten in der Entwicklung der Kleinkinder, Ängste und gestörter Schlaf, Probleme beim Essen, Anklammern und Angst, alleingelassen zu werden, sozialer Rückzug, rückläufige soziale und emotionale Entwicklung, erste Berichte über Flashbacks, körperliche Beschwerden ohne medizinischen Befund, Wiederholung des Erlebten im Spiel, Erstarren oder Zittern, extrem aggressives Verhalten.

Schulkinder (6 bis 12 Jahre)

Schulkinder lösen sich schrittweise aus ihrer Abhängigkeit vom Elternhaus und finden ihre Position in Gruppen von Gleichaltrigen. Sie lernen intensiv etwas über »Gott und die Welt«, nicht nur in der Schule, sondern auch in anderen Lebensräumen und in medialen Welten. Die wichtigsten Ziele sind Selbstständigkeit, Selbstvertrauen und Selbstverantwortung.

Traumatisierungen in dieser Lebensphase können (neben den Symptomen, die aus früheren Phasen beschrieben wurden) ein Vollbild der posttraumatischen Belastungsstörung sein. Situationen, die früher keine Angst hervorriefen, können mit Ängsten besetzt sein. Einkoten oder Einnässen, Schulprobleme bis zu Schulverweigerung und sozialem Rückzug sowie niedergedrückte Stimmung und Schuldgefühle können vorkommen. Aggressives oder auch regressives Verhalten (z. B. Daumenlutschen) können sich abwechseln, Risikoverhalten, selbstverletzendes Verhalten oder pessimistische Weltsicht können ebenfalls vorkommen – all das manchmal hinter einer »ganz normalen Alltagsfassade«.

Jugendliche

Diese Entwicklungsphase ist dadurch bestimmt, dass die emotionale Abhängigkeit von den Eltern weitestgehend gelöst wird. Die Gruppe der Gleichaltrigen wird noch deutlicher zum Orientierungspunkt im Lebensentwurf, in der Entwicklung von Normen und als Unterstützungssystem. Die Übernahme von Geschlechtsrollen und die Entwicklung von Sexualität sowie die Vorbereitung auf ein erwachsenes Beziehungs- und Berufsleben inklusiv der Übernahme von sozialer Verantwortung erfordern völlig neue Lernerfahrungen, die auf dem Hintergrund von Neugier und Risiko stattfinden. Eine Traumatisierung in dieser Lebensphase kann ebenfalls alle Symptome einer posttraumatischen Belastungsstörung zur Folge haben. Appetitlosigkeit, Essstörungen, Übelkeit und Ekel können auftreten, ebenso Verweigerung von häuslichen Aufgaben und Schulverweigerung mit sozialem Rückzug, Einsamkeit. Nach Gewalterfahrungen kann eine Reinszenierung in sozialen Beziehungen erfolgen, Alkohol- oder Drogenkonsum, selbstverletzendes Verhalten, Suizidgedanken können vorkommen und ein umfassendes Gefühl, keine Zukunft zu haben, unter Umständen auch mit Schuldgefühlen verbunden.

Randbemerkung:
So erschreckend diese Aufzählung auf Sie wirken mag, denken Sie daran, dass viele der hier aufgelisteten Symptome zunächst einmal normale Reaktionen auf unnormale Situationen darstellen können. Betroffene sollten diese Information bekommen. Sie sollten wissen, dass es in Ordnung ist, wenn sie weinen oder traurig sind, und dass sie nicht »cool« sein müssen. Oft verflüchtigen sich diese Symptome nach wenigen Wochen wieder. Sollten sie sich trotz der in diesem Buch vorgeschlagenen Hilfestellungen chronisch verfestigen, können Sie Beratung in Erwägung ziehen oder auch eine therapeutische Unterstützung in Anspruch nehmen.

Über den Autor

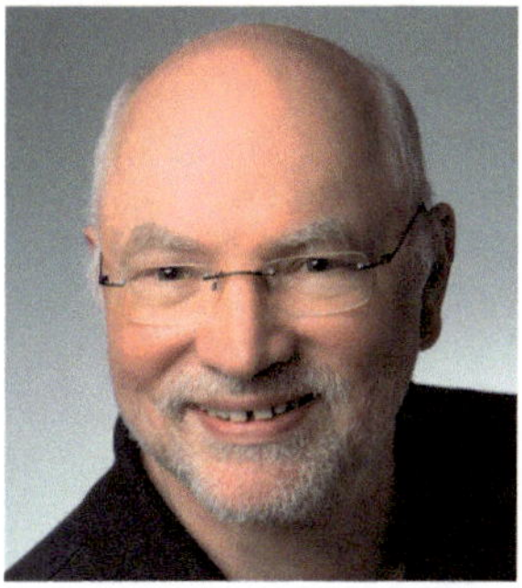

ALEXANDER KORITTKO, Dipl.-Soz.-Arb., Systemischer Lehrtherapeut und Lehrsupervisor; 37 Jahre in einer kommunalen Jugend-, Familien- und Erziehungsberatungsstelle tätig; Weiterbildungen in Systemischer Paar- und Familientherapie, Körpertherapie und Psychotraumatologie; Mitbegründer des Zentrums für Psychotraumatologie und Traumatherapie Niedersachsen (zptn); Buchveröffentlichungen u. a.: *Posttraumatische Belastungsstörung bei Kindern und Jugendlichen* (2. Aufl. 2017).